___________________ 님께

세상에서 가장 소중한 당신을 위해

'건강한 삶' 의 세계로 초대합니다.

이 책을 읽은 당신이 무병의 삶을

누리기를 기원합니다.

_______________ 드림

내 몸이 아픈 이유는 무엇일까

현대의학으로 고칠 수 없었던 몸을 46년 만에 완쾌한 극복기

내 몸이 아픈 이유는 무엇일까

임청우 지음

모아북스
MOABOOKS

이 책은 여느 건강 관련 책과는
구별되고 독특하며
독자들에게 유익하다고 자신한다!

"질병의 모든 어둠을 밝히는 데는, 한줄기 빛이면 충분하다."

1. 병원과 약에 의존하지 않고도 병을 치료한 최고의 투병기다.

2. 보통 건강 책들은 대부분 특정한 한 가지의 건강법만을 고집하거나 특정 상품, 보조기구, 특정 병원, 한의원 등을 홍보할 목적으로 씌어진 경우가 많다.

이 책은 상업적인 요소를 100퍼센트 걸러내고 정말 순수하고 비이기적인 동기로 병상에 누워 있는 환자들의 건강을 염원하는 마음으로 기록했음을 자부한다.

3. 의사, 약사, 전문가가 아닌 실제 46년 동안 병마와 싸운 생생한

투병기이다. 책 전체가 저자의 실제 경험을 통해 쓰여진 책은 드물다. 특히 위와 장의 무력증, 불면증, 간 기능 장애, 고혈압 등 수십 가지 질병과 증상에 대한 생생한 체험담이 전문가의 건강지식과 어우러져 있다.

4. 어려운 전문용어와 복잡하고 난해한 의학 개념이 아니라 어젠다(주제)와 키워드(주요 단어)가 분명하다. 따라서 독자가 이해하기 쉽고 기억하기 쉽게 했으며 책을 다 읽기만 해도 분명한 요점이 머릿속에 저절로 남을 것이다.

5. 아무리 주제와 주요 단어가 명확하게 기억되더라도, 실천하지 않으면 아무런 소용이 없다. 이 책은 실제로 실천하게 만드는 동기부여에 주력했으므로 읽는 즉시 행동에 옮기고 싶은 마음이 절로 생기게 했다.

6. 단지 읽는 분뿐 아니라 가족과 자녀, 회사라면 직원의 건강과 장수, 행복까지 염두에 두었다. 모든 환자 모든 사람의 필독서가 될것이다.

제대로 알아야 내 몸을 지킨다

이 모든 병들을 고칠수 있을까?
현대의학으로 치료할 수 없었던
46년 동안 내 몸에 나타난 증상

*심장, 혈관계**: 수십 년의 본태성고혈압. 최저혈압 110~120mmHg에서 최고 180~190mmHg 오랜 가슴 답답함, 협심증(심장 통증), 극심한 발 시림.

신경, 정신계: 50년 동안 만성불면증, 우울증, 신경쇠약, 건강염려증, 자살 충동, 유서, 3개월 이상 잠을 못 잔 적도 있었다. 전신쇠약.

소화호흡기계: 위하수, 극심한 위와 장의 무력증,18세부터 아랫배, 만성비후성비염, 코막힘, 호흡곤란, 만성변비.

간장, 신장, 전립선: 간디스토마, C형간염, 간 기능 장애, 알코올중독, 간열, 빈뇨, 잔뇨감.

피부, 뼈 관절: 극심한 피부병, 만성요통, 무릎관절통, 통풍.

기타: 만성감기증후군, 아랫배 나옴, 약체, 무좀은 기본, 비듬에 만성피로 등

이렇게만 보아서는 실감이 잘 안 날 것이다

내가 직접 체험한 이 모든 병에 대한 자세한 증상들을 본문에서 보

시게 되면 동일한 증상들로 고생하는 모든 분들이 분명히 크게 격려받으시리라 믿는다.

내 몸에 생긴 병은 스스로 고칠 수 있다. 앞에 말한 병 혹은 증상들은 내가 18세부터 65세까지 의사나 병원의 도움 없이 경험한 것이다. 이 책에서 얘기하는 내용들은 실제 경험담과 더불어 고칠 수 있다는, 아니 단순히 고칠 수 있다는 신념의 얘기가 아니라 실제 고친 실화다.

이 책은 '이렇게 하면 낫는다' 하는 식으로 의사나 교수의 이론에 근거한 이론서가 아니다. 또는 '이것을 먹으면 낫는다' 라거나, '이것을 먹었더니 나았다' 하는 특정 건강식품 또는 특정 건강요법을 배경에 둔 체험서가 아니라는 것을 밝힌다.

아무 이권이나 특정 기계나 상품과는 아무 관련 없는 순수한 건강의 세계로서 감히 돈 한 푼 들이지 않고 병을 고치고 장수하게 하는 자연 치유 교과서라고 말하고 싶다.

이 모든 병들을 어떻게 고칠 수 있었을까?

최소 10년에서 50년 된 병들을 약이나 한약 같은 것도 안 먹고 완치되거나 개선되는 것이 가능할까? 그렇다. 가능하다. 내 몸 자체가 나를 살렸기 때문이다. 나는 이것을 기적이라고 부르고 싶다. 아니 사실은 전혀 기적이 아닌데, 다만 거의 대부분의 사람들이 잘 모르거나 믿지 못하거나 확신하지 못하기 때문에 그 놀라운 세계를 맛보지 못할 뿐이다.

이제 그 누구도 알려주지 않았고, 제대로 알려주지 못한 진정한 인체의 신비를 알려주고 싶다. 주위의 가족이나 친족, 벗이나 이웃들이 얼마든지 나을 수 있고, 얼마든지 더 살 수 있는 삶이 중간에 끊기는 것을 보고, 또 중풍 등으로 잉여인간이 되어 고생하고 생활과 삶의 목적에 좌절하는 것을 보고 이십여 년 전부터 기록하고 싶었으나, 나 자신 아직 100퍼센트 확신하지 못한 상황과 내 몸의 병과 증세가 계속되어 완치에 대한 자신감 부족으로 미루고 망설이다 드디어 결실을 보게 되었다.

그리고 완치의 길은 이 책을 정독하고 실천하는 과정에서 스스로 깨닫게 될 것이다. 이제부터 건강 100세를 위한 명확하고 간단한 행복의 길을 살펴보기로 하자.

임 청 우

| 차례 |

7장 ┃ 치유의 위력

: 건강 수명 5가지 법칙과 함께한 내 몸의 병 해결방안　174

부록

Part 1

건강 수명 5법칙으로
파헤치는 생존의 원리

건강 장수를 향한 결심

"가장 먼저 해야 할 것은 무엇인가?

건강 장수를 향한 결심이다. 이르면 이를수록 좋다. 여러분 중에 굳은 결심 없이 뭔가를 이룬 분이 계신가? 모든 것은 결심과 목표, 철저한 계획에서 시작된다. 사실 이러한 결심은 건강할 때 해야 한다. 우리 부모들도 자녀들과 가족을 위해 가장 먼저 중요시해야 할 것은 돈이나 출세가 아니라 나와 온 가족의 진정한 행복이다. 그 간절한 행복의 시작과 기초는 건강이다. 그리고 그 건강의 시작은 건강과 장수를 향한 결심이다."

시작이 반,
건강 장수를
위한 결심

'시작이 반이다' 라는 말이 있다. 건강하게 장수함에 있어 그 반은 바로 건강하게 장수하고자 하는 결심에 있다. 결심만으로 100세의 반인 50세는 보장된다.

50세도 마냥 거저먹기만은 아니다. 물론 건강 장수는 모두가 원한다. 그러나 원하는 것과 결심하는 것은 다르다. 치솟는 자살률을 보라 건강 장수를 원하지 않는 사람도 많은 모양이다. 그러므로 잠깐 시간을 내어 결심이 왜 필요하고 왜 중요한지를 고려해보자.

여기서 엉뚱한 질문 하나 드리겠다. 건강이 중요한가?

'또 뭔 뻔한 소리인가!' 라고 생각하시는가?

그럼 돈은 중요한가?

더 엉뚱한 소리라고?

그럼 또 학생들 공부는 얼마나 중요한가?

아마 가장 많고 당연한 답 중에 하나가 '좋은 직장'을 얻기 위해서라고 답할 것이다.

그럼 그토록 간절히 직업, 좋은 직장, 반듯한 직장 하나 얻는 게 꿈인 이유는 무엇인가!

이 역시 이러저러한 답들이 나오겠지만 역시 가장 많고 평범한 대답 중 하나는 '돈 벌기 위해서'라고 답할 분들이 많을 것이다. 말로는 그냥 단지 먹고 살기 위해서라고 하겠지만 속내로는 다들 돈을 벌려는 강하고 유일한 목표를 가진 사람들이 대부분일 것이다. 10억 정도 주면 교도소(3년?) 가겠다는 젊은이들이 몇 십 퍼센트 된다는 설문조사 결과까지 있지 않았는가! 자, 그럼 또 그토록 돈을 벌려는 이유는 무엇인가? '잘살기 위해서! 성공하기 위해서! 출세하기 위해서! 멋지게 살기 위해서!' 등 많은 대답이 있겠지만 아주 중요한 답 한 가지가 빠졌다. 그것이 무엇인가?

호주의 호스피스인 브로니 웨어에서 마지막 죽어가는 환자들 대상으로 '지나온 삶에서 무엇이 가장 후회스러운가?'라는 설문조사를 했다. 가장 후회한다고 한 답은 '내가 원하는 삶을 못 살고 부모나 타인의 원하는 삶을 살았다는 것'이다. 두 번째 답은 '너무 일만 하느라 가족, 건강, 친구 챙기지 못하고 인생을 낭비했다는 것'이다.

이것을 다른 말로 하면 공부하고 돈 벌고 성공, 출세한 것이 삶의 마지막에서는 그리 중요한 것이 아니라는 말이다. 즉, 일생에 정말 중요한 것은 하지 않고, 죽을 때 소중하게 느끼지 않는 것을 위해서 평생을 보냈다는 것이다.

결국 앞의 내용과 연결해볼 때 사람들이 그토록 목숨 걸고 추구한 공부와 좋은 직장, 돈과 성공 등이 인생의 마지막에는 결코 중요한 것이 아니다. 많은 사람들이 평생의 삶에서 마지막 죽을 때 정말 중요한 것은 하지 않고, 마지막에는 전혀 중요하지 않은 것을 위해 일생을 바치고 있다는 것이 믿겨지는가?

그렇다면 과연 인생에서 무엇이 진정으로 중요한가? 윗글에서 공부, 좋은 직장, 돈, 성공, 출세의 궁극적인 목적에서 최종적으로 빠진 것, 인생을 묵상하고 감성이 깊은 분은 이미 알고 있는 그것, 그것은 바로 '행복' 이다. 그렇다. 결국 우리 모두가 정말로 추구하는 것은 행복이 아닌가! 이 간단한 진리를 대다수의 인류는 모르거나 망각하거나 무시하거나 깨닫지 못하는 것이다.

성공했는데 억울하다? 진정한 행복의 요건은?

암 환자들이 의사에게 공통적으로 하는 얘기가 있다.

"선생님! 제가 예순살부터 여행을 다니며 즐겁게 살려고 평생 아무데도 다니지 않고, 악착같이 일만해서 돈을 모았습니다. 이제 좀 쓰려고 하는데 암이 걸려서 꼼짝도 할 수 없네요, 억울합니다." 이런 사람이 한둘이 아니다.

그렇다. 일생을 그토록 추구하고 매달렸던, 공부와 멋진 직장과 돈과 성공의 종착역이 '억울하다' 로 끝난 것이다. 이것은 무엇을 말해주는가? "천년을 두 번 산다 해도, 즐거움을 누리지 못한다면 무슨 소용이 있겠는가?" 라는 멋진 말처럼 우리가 궁극적으로 추구하는 것은 행복인데, 바로 그 행복이란 최종 종착역을 위해서 가장 필요한 것은 돈도 공부도 좋은 직장도 성공도 아니라는 점이다. 물론 공부와 돈과 성공도 행복에 필요하다. 단, 건강이 뒷받침할 때만이다.

따라서 건강이 가장 중요하다는 결론이 나온다. 노인들 대상으로

'인생에서 가장 중요한 것이 무엇인가?' 설문조사를 했는데 남자는 1위 건강, 2위 배우자, 3위 돈이라 답했다. 그럼 여자는? 역시 1위 건강, 2위 돈, 3위 배우자라고 답했다. 남녀 공히 1위가 건강이라고 했다는 점에 유의하자.

새삼 "돈을 잃는 것은 조금 잃는 것이요. 명예를 잃는 것은 많이 잃는 것이요. 건강을 잃는 것은 전부를 잃는 것이다"라는 말이 생각나지 않는가! 길가다 노숙자들이나 일용 노동자로 보이는 분들이 삼삼오오 모여 깡소주에 새우깡만 놓고 술을 마시는 장면을 보신 적이 있는가! 어떤 날은 1.8리터 대병 깡소주에 밀감 하나 놓고 먹는 것을 본 적도 있다. 그때 어떤 생각이 드는가! '불쌍하다', '저렇게나 돈이 없나?', '젊을 때 좀 잘 살지', '내가 안주라도 좀 사드릴까!' 등 여러 가지 생각이 드실 것이다.

그런데 나는 그런 장면을 보면서 가장 많이 한 생각은 '저렇게 가난해도 나도 저 사람들처럼 깡소주 마실 건강이 있다면 얼마나 좋을까?' 였다. 심지어 중국을 여행하던 중에 길가에서 앉은뱅이가 앉은걸음으로 다니며 신문을 파는 것을 보고는 '내가 저렇게 살면서 그래도 건강하다면 어떨까?' 라고 말도 안 되는 생각을 한 적도 있었다.

누군가가 내게 건강을 준다면 있는 재산 몽땅 다 주고서라도 건강과 바꾸고 싶었던 것이 솔직한 심정이다.

정말 아파본 사람이라면, 지금 이 순간도 진정으로 건강의 중요성을 아는 분이라면 이러한 내 견해에 '그래 맞다. 맞아!' 라고 맞장구를 치시리라 믿는다.

호스피스 병동에 계신 분 중에는 '숨 한 번 크게 쉬는 것이 소원'인 분도 많다고 한다. 나 역시 그 정도는 아니지만 정말 지겹도록 평생을 병과 약함과 투쟁해왔고, 절실히 건강을 갈망했다. 그러면서도 너무 오래 시달리다보니 어느덧 건강이란 항상 다른 사람의 것이지 나와는 무관한 것이라는 생각으로, 모든 것을 포기함으로 견딜 수 있었다. 지금 현재 중병으로 혹은 만성병으로 또는 다른 사람에게 의지해야 살 수 있고 혹은 내 질병으로 가족과 주위에 걱정과 피해를 주고 있다고 생각하는 분들이 미리부터 어리거나 젊을 때부터 아니 조금만 더 일찍이라도 공부나 돈이나 성공을 위해서가 아니라 어차피 그것들의 최종 목적인 행복 자체를 목적으로 한 삶을 살았다면 지금은 얼마나 달라졌겠나!

그리하여 행복의 첫째 조건인 건강을 인생의 목적의 커다란 한 축으로 살았더라면 그 얼마나 달라졌겠는가!

그럼에도 우리 주위 대부분의 사람들이 지금 이 순간까지도 특히 어리고 젊을수록 행복이나 건강을 목적으로 살고 있지 않다는 것은 너무도 안타깝고 어리석은 일이 아닐 수 없다.

얼마 전 뉴스에서 어느 나라 총리가 총리 재임을 할 수 있음에도 사임을 했는데, 그 이유가 너무 멋지다. "가족들이 반대해서"라는 것이다. 가족과의 시간을 너무 못 보내어 미안했는데, 이제는 가족과 시간을 보내야겠다는 거다. 나와 가족과의 행복을 위해 사양하겠다는 말이다. 우리는 어떠한가? 분명히 어차피 가야 할 길인데 다들 너무 늦게, 때론 다 잃은 후에 후회하고 찾으려 하는 것은 아닌지! '진정 소중한 것은 너무 늦게 깨닫는다' 는 말이 생각나지 않는가!

내 경우에도 60세가 넘어서 했으니까 그런 결심이 너무 늦었었다. 따라서 물론 행복도 그만큼 늦어지고 줄어졌던 것이다. '그처럼 건강을 갈구 했다면서 왜 건강 결심을 안했나?' 라며 물을 분이 계실 것이다. 물론 항상 건강을 원하고 나름대로 노력한 것은 20대부터이나, '나는 보통 사람처럼 건강해질 수 없다' 라는 생각에 빠져 있었던 것이 문제로 보인다. 아마 그 이유는 너무 어릴 때부터 아픔과 친밀했고, 나름대로 수많은 노력을 했지만 실패하고, 의사나 한의사, 약사나 그 어떤 건강 전문가라는 사람도 만족한 답이나 결과를 주지 못했기 때문이리라. 그래서 어느 정도의 견딜 만한 건강만 되어도 만족하고. 하루하루를 이어간다고 해야 할까, 그런 생각에서 계속 답보하는 삶이었다.

이제 생각하면 결국 모두가 내 잘못이고, 정확한 건강 지식과 자제와 확신의 부족이었음을 이해하게 되었다. 그러다 더 이상 버틸 수 없는 최후의 막다른 골목 같은 상황과 시점에서 '3년만 더 살게 해주세요' 라며 기도하고, 그러기를 2번 더 하는 과정에서 이제 남은 길은 죽음뿐이라는 낭떠러지 앞에 다다랐다. 그 과정에서 이대로 죽을 수는 없다. '하는 데까지는 최선을 다해 보자' 라는 생각으로 처절히 노력하는 단계에서, 나도 어느 정도의 기본 건강은 가능하다는 인식이 들기 시작했고, '건강에 올인을 해보자' 에서 '꼭 건강해져봐야지' 로 옮겨가고, 나아가 '나도 건강할 수 있어' 라고 결심하기에 이르렀 는데 그때가 바로 60이 넘어서라는 것이다.

그러니 그냥 '건강이 좋다', '건강 장수를 원해', '건강 중요하잖아! ' 라는 일반적인 건강관념으로는 진정한 건강 장수는 턱없이 부족하 다. 거기서 훨씬 더 나아가 '꼭 건강해져야지', '나도 건강해질 수 있 어', '건강하게 장수해야지' 라는 건강 장수를 향한 굳은 목표와 결심 이 반드시 필수요건임을 알게 되었다는 것이다.

이제부터라도, 지금부터라도 우리의 정신과 마음에 꽁꽁 갇힌 잘 못된 패러다임을 과감히 깨부수고 마지막 죽을 때 진정으로 찾게 되 는 행복과 건강을 삶의 목표로 삼도록 하자. 그러기 위해 우선 할 일 은? 건강 장수를 향한 결심이다. 이르면 이를수록 좋다. 사실은 이러 한 결심은 건강할 때 해야 한다. 우리 부모들도 자녀들과 가족을 위 해 가장 먼저 가장 중요시해야 할 것이 나와 온 가족의 행복과 건강, 나아가 장수를 위한 결심, 그리고 노력이다.

이 책은 단순히 건강을 위한 방법을 몇 마디 적은 책이 아니라 우 리 삶에서 가장 중요하고 핵심적인 것이 무엇이고 그것을 어떻게 실천할 것인지, 그것을 어떻게 내 것으로 만들 것인지를 적은, 건강 장수와 인생의 진정한 성공과 행복을 위한 지침서라고 당당히 말하 고 싶다.

사실 우리 주위에 한참 일할 나이인 40~50대에 갑자기 쓰러져 죽거나 반신불수나 중병으로 제 역할을 못하는 사람들을 얼마나 많은가? 그렇게 되면 단지 자기 혼자만의 문제가 아니다. 자신만을 의지하는 아내나 토끼 같은 자식들을 생각해보라. 때론 단지 가족을 돌보지 못하는 것으로 끝나지 않는다. 내 친형님은 63세 중풍으로 쓰러져 7년이나 고생하다 돌아가셨는데 본인의 답답한 심정은 말할 것도 없고 가족과 주위에 주는 어려움은 또 얼마나 많겠는가?

그토록 공부하려 결심하고 목표 세우고 계획해서 쌓아온 수많은 노력과 시간을 생각해보고, 그토록 두 주먹 쥐고 돈 벌려고 처절히 살아온 지내온 시간들을 생각해보고, 그토록 피맺히게 성공을 향해 뒤돌아보지 않고 달려온 과거를 반추해보고, 아니 지금 이 순간도 그렇게 살고 있는 분이라면 여기서 잠깐 쉼표 한 번 찍고 행복의 첫째 요건이 건강이라는 이 분명한 현실을 직시하기로 하자.

우리 학생들 공부 목표도 중요하지만, 우리 엄마들 아이들 공부도 중요하지만, 우리 젊은이들 좋은 직장 목표도 중요하겠지만, 우리 아가씨 우리 아줌마들 다이어트도 간절하겠지만, 우리 아버지, 남편들 돈벌이도, 성공도 중요하지만, 이제 나이 들어 약간 여유 생긴 분들 여행도 좋고 즐기는 것도 필요하지만, 이제는 정말 중요한 것, **진정 소중한 것, 건강해야지라는 결심을 해야 한다.**

장수시대,
120세에
앉아서 죽는다

건강 수명이라는 말을 아는가? 건강 수명이란 '다른 사람의 보살핌을 받지 않고 자립적으로 생활할 수 있는 연령'을 말하는데, 평균 수명과 건강 수명은 다른 것이다. 예를 들어 평균 수명이 남자 79.55세, 여성 86.3세(한국은 이보다 조금 적음)인 어느 나라의 건강 수명이 남자는 70.42세, 여성은 73.62세라는 통계가 나왔다고 한다. 그러니까 남녀 공히 노후 약 10년을 건강하지 못하고 남의 도움이 필요한 삶을 살고 있다는 얘기다.

이 얘기는 무엇을 말해주는가? 현재 건강한 것이 전부가 아니라는 점이다. 현재의 건강만큼 중요한 것이 건강하게 늙는 것, 건강하게 장수하는 것, 건강하게 '웰다잉' 하는 것이다. 이 점 역시 건강 장수를 위한 결심이 얼마나 필수적인가를 말해준다.

요즘은 '90세 시대'가 넘었다. 심지어 '100세 시대'라는 말을 심심찮게 듣는다. 자주 가는 단골 목욕탕이 있는데, 허리가 구부정하고

걸음도 느릿하셔서 '얼굴보다(얼굴은 약 85세 정도로 보임) 늙어보이시는구나' 생각에 '나는 80이 넘어도 저보다 젊게 보여야지' 속으로 생각하면서, 어느 날 '연세가 어떻게 되세요?' 물어보니 놀랍게도 '97세' 라는 말씀에 기가 팍 죽으면서 존경심까지 들려고까지 한 적이 있다. 살아감에 여러 가지 성공이 있는데 그중에 장수도 들어가지 않겠는가! 단지 100세 가까이 살았다는 그 사실 하나만으로도 일종의 성공이라고 생각한다. 게다가 그 나이에 혼자 움직이고 자기 관리를 한다는 것은 대단한 성공이 아닌가! 거기서 더 나아가 그 나이에 무언가를 성취하고 뭔가를 이룬다면 젊은이의 삶보다 오히려 낫다고 할 수 있지 않겠는가?

《100년을 살아보니》를 책을 내신 분이 계신데, 실제 나이도 100세 가까운 99세이신 연세대 명예교수이며 수필가이신 김형석 님이다 (2018년 현재). 중요한 것은 아직도 일주일에 한 번 이상 강연도 다니시는데 자세는 흐트러지지 않았고, 목소리도 정정하다는 점이다. 그분이라고 원래 건강하셨겠는가?

어릴 때 의사가 간질병으로 '얘는 희망이 없다' 라고 말할 정도 그분의 삶의 키워드는 '조심 조심, 미리 미리' 이며 '타고난 건강보다 무리하지 않고, 더불어 살며, 다른 사람의 짐을 대신 져주는 삶의 인생이 아름답다고, 그러니 나이 들었다고 한탄하지 말라' 고 조언한다. 이런 예는 수없이 많다. 문자 그대로 나이는 숫자에 불과하다.

일본에 99세 수영선수가 있는데 세계 대회에서 매달을 60개나 땄다. 놀라운 사실은 그가 난생 처음 수영장을 찾은 게 80세라는 것이다. 처음에는 25미터를 헤엄치는 데 1년이 걸렸다고 한다. 그러다 87세부터 세계대회에 참가했으며 100세 때의 목표가 100세 이상급에서 금메달을 따는 것이라고 한다. 그뿐인가 미켈란젤로는 성당 벽화를 완성한 때가 70세고 미국의 국민화가 모지스는 76세에 처음 붓을 잡아 국민화가가 되었고 101세에 사망했다.

그렇다. 이제는 단순히 건강한 것을 넘어서 건강하게 오래 사는 것을 목표로 삼아야 한다. 물론 거기다 하나 더해 80~90세가 넘어서도 뭔가를 이룰 수가 있다면 금상첨화가 아니겠는가!

사실이 이러하고 또 분명히 먼 곳의 얘기도 아니고, 뜬구름 잡는 얘기도 아닌데 현실은 어떠한가? 노인 자살은 증가하고 있다. 2011년 통계로 10만 명당 자살률이 40대는 34명, 50대는 41명, 60대는 50.5명, 70대는 86.3명, 80대는 놀랍게도 116.9명으로 나이들수록 폭발적으로 증가하는 것을 볼 수 있다. 이것을 전체 연령 평균 31.9명과 비교해보면, 80세 이상 116.9명이 무려 4배 가까이로 얼마나 심각한지를 알 수 있다. 이전 못 살 때보다 더 불행해진 노년인 것이다.

게다가 독거노인도 증가(2013년 10명 중 2명)하고 있다. 얼마 전 신문에 1946년생 김복순 할머니(당시 만 70세시니 사실 건강장수의 관점에서는 노인도 아니다)가 숨진 지 5년 만에 발견되었는데 절 공양도 4년간 매일 다니고 건강보험도 매달 받고, 결혼생활도 16년이나 하신 분이건만, 이층 사는 분의 말이 "거기 누가 살았습니까?"라고 했단다. ‘그럼 이게 다 건강 장수와 무슨 상관이 있나’라는 생각이 든다. 있다. 분명히 있다. 많이 있다. 이렇게 생각해보자. 만약 그런 분들이 나이 들어도 건강해서 혼자서 자신의 일을 처리할 수 있고, 나아가 자기의 할일과 취미가 있었다면 그렇게 되었겠는가?

그러니까 건강하게 장수하는 것은 노인 자살을 방지하고, 혼자 사는 것의 두려움과 외로움을 이겨내는 데 필수적이라고 할 수 있다. 단순히 장수, 주위에 짐이 되는 장수가 아니라, 건강한 장수가 그래서 중요한 것이다. 그래서 건강 장수를 위한 결심이 중요한 것이다. 여기에는 정신과 마음가짐이 직결되어 있다. 어느 40대가 생각하기를 ‘자신이 60대가 되면 초라하고 별 볼일 없을 거야’라고 생각하면서 ‘그때쯤 나는 아마 죽었을 거야’라고 항상 생각하는 사람은, 노인은 죽어도 괜찮은 사람이라고 생각할 것이다.

실제 많은 20~50대분들이 자신보다 20~30세 정도 많은 60~80세 노인을 보고 하는 생각이나 입버릇처럼 하는 말 중에 ‘나는 저렇게 늙게까지 살지 않을 거야’라든지 ‘나는 추하게 늙도록 살지 않을 거야’ 식으로 늙은 것을 추하게 여기고 경멸하는 생각이 마음에 고정되어 있는 경우가 의외로 많다. 그런 사람이 어찌 장수를 할 수가 있겠나! 그런 사람이 어찌 노인을 존중하겠는가! 아마 TV나 신문에 지하철 등에서 좌석 문제나 기타 이유로 나이든 사람들과 고함 지르고 욕하고 심지어 난투극을 벌인 일로 뉴스에 나오는 사람들이 아마 그런 사고를 가졌으리라! 사실 노화는 바로 이런 마음에서 시작된다.

　결국 건강 장수에 대한 목표나 결심이 없는 것이 여러 가지 다른 문제의 원인도 된다는 것을 알 수 있다. 그러나 그건 인생을 제대로 오래 살아본 경험자의 지혜로운 말들을 간과했기 때문이다. 많은 노인의 부러움을 받고 계신 유명한 이시형 박사님은 80세인 2013년에 71번째 책을 발간했고 ‘나는 생의 현역이다’ 라며 지하철도 공짜로 타지 않는다. 그러면서 ‘나이 들면 체력은 약간 줄어들지만 일상은 생활 문제없다.’ 20퍼센트의 활력이면 충분하다는 노인에게 너무도 힘나는 말도 하지 않았는가!

　사실 많은 전문가들은 노화는 저절로 오는 것이 아니라 선택이라고 한다. 노화의 70퍼센트는 예방할 수 있다고 말한다. 뿐만 아니라 어떤 전문가는 인생은 65~75세에 가장 행복하다고 말했고, 인생은 처음과 마지막이 행복하다는 말도 있다. 왜냐하면 처음 어릴 때는 인생의 짐을 몰라서 행복하고, 늙어서는 짐을 내려놓을 줄 아는 지혜가 있어서 행복하다는 것이다. 나 역시 70세가 다 된 지금이 가장 행복하다고 자신 있게 말할 수 있다. 그러니 무조건 건강하고 봐야 한다. 무조건 건강하게 늙어야 한다. 아무도 내 인생을 대신 살아주지 않는다. 특히 건강 장수, 행복 같은 것들은 돈으로 살수도 없고 누군가 대신해 줄 수도 없다.

　어떤 분은 몸이야 어째 저째 건강 유지하더라도 ‘치매 같은 정신문제는 어떡할 거냐? 주위에 피해 안 주려면 늙으면 죽어야지’ 라고 할지 모른다. 근데 그 역시 진짜 모르는 말씀이다. 진짜 건강하면 오히려 몸보다 정신이 더 멀쩡하다. 새들을 연구한 사람이 이주하는 두루미 무리의 이동경로를 추적조사 했더니 1년생 무리는 직선경로에서 76킬로미터를 벗어나 이동한 반면, 8년생 무리는 불과 46킬로미터만 벗어난 것이 확인되었다.

사람이라고 다르겠는가! 벤처기업의 90퍼센트가 실패했다는데 그 이유가 젊은이만 모여 있기 때문이라고 한다. 젊은이는 패기는 넘치지만, 연륜 있는 사람의 컨트롤과 지혜가 없기 때문이라면서 속도 조절이 필요함을 지적했다. 나이 들면 동작성 아이큐는 내려가도, 언어성 아이큐는 차이가 없고, 결정성 지능은 올라가기 때문에 현역으로 뛰면 증가하고 쉬면 줄어든다고 조사되었다. 송해 선생님 같은 분이 그 점을 잘 증명하지 않는가! 오히려 젊은이는 인사부터 배워야 하고 충성도도 낮다고 일침했다.

루즈벨트 부인은 "아름다운 젊음은 자연의 선물이지만, 아름다운 늙음은 예술작품" 이라고 말했다.

그렇다. 늙음에 대한 패러다임부터 바꿔야 한다. 젊음이 계속되는 게 아닌 것처럼 늙음도 영원한 것이 아니다. 오히려 늙음은 그동안 쌓아온 인생의 지혜를 최대로 발휘하고, 인생에서 생기는 문제들을 긴 안목으로 바라볼 수 있는 나이다.

끝으로 건강 장수를 위한 결심을 한 멋진 예를 소개한다. 부산 금정구에서 '요리로 시를 쓰다(봄날)' 라는 식당을 운영하는 양반인데, 곤드레밥이 전문으로 화학조미료를 비롯하여 인공적인 것을 전혀 사용하지 않고 밀가루도 사용 않고 물은 항상 따뜻한 물을 준다. 그야말로 식당 일을 즐기면서 하는 분인데 나이는 젊지도 늙지도 않은 50대 초반(김종익 씨)이지만 이 분의 장수 목표는 120세이고, 앉아서 죽겠단다. 병은 물론 감기도 걸린 적이 없을 정도인데, 이런 목표를 세운 계기는 자기 집 개가 며칠 간 밥을 안 먹는 것을 보고 왜 그런가 봤더니, 아파서 그랬던 것이다. '개도 자기 병을 알고 자기가 챙겨서 거뜬히 고치는데 사람들은 왜 그렇게 미련한가?' 라는 깨달음이 오면서 자신도 특별한 병은 없었지만 약골인지라, 개처럼 단식을 시도했단다. 거기에서 많은 효과를 보고, 그 계기로 건강한 삶, 건강한 장수를 목표로 삼게 되었다고 한다.

그후부터 약은 물론 과자나 인공음료수, 인공차도 안 먹고, 밥은 곡물과 나물, 약간의 과일로 하루 한 끼만 하고, 하루 종일 부지런히 일하면서 건강 장수 계획들을 실천하고 있었다. 내가 정말 대단하다고 칭찬하면서 '그러면 무슨 재미로 사느냐?' 물었더니 친구들 만나봤자 술이나 먹는데 그게 무슨 재미가 있냐며 자신은 하루하루 건강해지는 재미로 산단다.

말은 그렇게 했지만 식당 한편에 엄청난 '레코드판' 들이 있었다. 내가 본 중에 가장 많은 레코드판들이었다. 그것만 봐도 이 사람 결코 재미없게 사는 사람이 아니다. 사실 이 정도 삶의 철학이 있는 사람들은 절대로 재미없게 살지 않는다. 그리고 요리하고, 개발하는 재미, 그러면서 또 돈도 솔솔이 버는 재미가 있다.

그러고 보니 건강 장수를 위한 결심을 하게 되면 이중, 삼중으로 유익한 것 같다. 병에서 벗어난다. 점점 건강해지는 재미, 자기가 하고 싶은 일에 전념할 수 있는 건강과 시간을 얻게 되고, 자연히 낭비를 않게 되니, 돈도 절약되고 자신의 일에 집중하니 수입도 많아지고, 성취감은 커지고, 가족과 함께하는 시간도 많아지고, 비결을 가족에게도 나눠줄 수 있게 된다. 내 가족이 병으로 불행해지는 것을 막을 수도 있다. 이 얼마나 놀랍고 고마운 일인가!

나아가 노년의 병과 외로움, 무료함에서 벗어날 수 있고, 노년에 가족에게 짐이나 되고 요양병원이나 가게 되는 일도 해결할 수 있으니 도대체 득이 몇 가지인지 모를 지경이다. 진실이 이러한데 어찌 **건강 장수를 위한 결심**을 마다하겠는가! 건강 장수를 위한 결심을 한다는 것은 사실 알고 보면 영원한 꿈을 꾼다는 의미이기도 하다.

꿈은 젊은이의 소유가 아니라 늙은이도 꿈을 꿀 수 있다. 단 건강의 조건이 갖춰졌을 때의 일이다. 건강한 노인이 꾸는 꿈은 영원한 꿈이다. 그러므로 꿈을 꾸고 싶은 독자께서는 장을 마치기 전에 지금 바로 건강하기 위해 장수를 위한 결심을 하기 바란다.

그것만으로도 건강 장수 목표의 50퍼센트는 다다른 것이다. 남의 일 같은 건강, 나하고 상관없을 것처럼 생각했던 장수가 결심 하나로 반이 성취된다.

그럼 다음으로 넘어가자. 건강 장수를 위한 첫걸음이 건강 장수를 위한 결심이라면 건강 장수를 위한 결심의 첫걸음은 무엇인가? 식생활 개선? NO! 그럼 운동? 역시 NO! 정기 건강 검진 잘 받고, 약 먹는 것? 천만의 말씀. 모두 아니다.

그럼 무엇인가? 놀랍게도 제일 먼저 실천해야 할 가장 중요한 건강의 요소는 건강에 관한 지식을 얻는 일이다.

건강 지식의 습득

"2법칙은 건강 지식 습득이다. '병이란 무엇인가? 증상이 병인가? 증상이란 무엇인가? 증상은 왜 나타나는가? 모든 병에 대한 약은 있는가? 약이란 무엇인가? 왜 약을 먹어도 병이 낫지 않는가?'

이러한 질문들은 사람들이 유치원에서 다 배웠거나 배웠어야 할 기본 지식에 속하지만 물어보면 잘 모른다. 건강에 관한 기본적인 지식만 알아도 된다.

문제는 그 기본 지식이 자기 것이 되려면, 기본지식에 대한 확신과 믿음, 그리고 지속적인 실천이 요구된다."

우리는
건강에 대해
잘 알고 있는가?

운동, 식이요법, 올바른 자세, 유전적 요인, 건강식품, 때론 병원 등이 건강에 중요할 수 있다. 그러나 분명한 것은 그것들이 첫 요소도, 맞춤 열쇠도 아니라는 것이다. 온 세상 사람들이 그토록 중요시하는 공부! 바로 지식을 섭취하는 것이다.

좋은 직장도 지식이 많아야 가능하다. 의사, 법관, 공무원, 회계사, 세무사, 비행기조종사, 기타 고급 기술직, 나아가 간호사나 이·미용사까지 '사' 자가 달린 모든 직업은 지식이나 기술(기술도 크게 보면 일종의 지식이다)과 관련 있다. 그처럼 돈과 성공에 관련된 대부분의 직장들은 모두가 지식이 우선이다.

지식 없이 돈도 성공도 없다. 과학도 정치도 상업도 결국 지식이 바탕이 되어 있지 않은가? 세상 사물의 이치가 모두 지식으로 이뤄져 있는데 유독, 건강은 지식 없이 '약은 약사에게, 병은 의사에게' 로 달성할 수 있다고 생각한단 말인가?

"사람의 능력은 지식으로 강해진다"라는 평범한 진리가 있듯이 모든 분야에서 지식은 지혜의 동의어로 쓰일 만큼 중요하다. 지혜 없이 지식이 올바로 사용될 수 없듯이, 지식 없이 지혜가 형성 될 수 없다. 지식의 부족이나 잘못된 지식은 엄청난 결과를 가져올 수 있다.

1997년 네덜란드인 747항공기 조종사가 비행기 이륙을 위해 관제탑에 'at take-off' ('이륙하겠다' 라는 뜻)라고 무전으로 연락했는데, 그 말을 수신한 (카나리아 제도의 테네리페 섬의) 항공 관제사는 'at take-off' 를 비행기가 정지해 있다는 의미로 잘못 이해하고는 'OK' 라고 대답했다. 결과는? 우리가 생각하는 것보다 훨씬 심각한 일이 발생했다. 'OK' 라는 신호를 접한 조종사는 안개가 자욱한 활주로에서 속도를 높여 이륙하다가 안개 속에 정지해 있던 다른 747 항공기와 충돌했고 무려 583명이 사망하는 대참사가 일어난 것이다.

이것은 지식의 부족 혹은 잘못된 지식이 생명을 좌우할 수도 있음을 잘 보여준다. 그 외 일일이 다 열거할 수 없을 정도로 지식은 우리 생활에 우리 삶에 중요하고도 필수적임을 알 수 있다. 일반적 생활 전반에 지식이 중요하다면, 우리의 행복에 가장 필수적인 건강과 관련해서는 얼마나 더 중요하겠는가!

그런데 너무나 많은 사람들이 건강에 관한 지식 그것도 정확한 지식이 없음에 놀라게 될 것이다. 나는 지난 약 36년간 건강식품과 의료기, 건강기구 생산 및 도·소매업을 운영했고, 건강요법도 배워 건강요법 사무실을 운영하기도 했다.

　그중에 약 33년 전에 찾아오신 손님 중에 한 분 얘기인데, 그분은 자신이 간경화 진단을 받았다고 했다. 내가 얼핏 보기에도 간의 건강을 말해준다는 눈동자가 고기 창자 같은 것이 보일 정도로 엉망이고, 배는 복수가 차서 많이 불렀고, 손바닥은 실핏줄이 터져서 모든 게 간의 적신호를 나타내주고 있었다. 나는 시험 삼아 슬며시 물어보았다. "저, 혹시 간이 어디 있는지 아시죠?" 그러자 그분은 눈과 손을 자신의 배 부분으로 향하고는 "가만 있자, 간이 어디더라" 하시는 것이다. 아니나 다를까 나이는 60세가 넘었고, 몸은 간경화라는 중병이 드셨는데도 자기 몸의 간이 어디 있는지조차 모르시는 거다.

　이건 말이 안 되는 일이다. 나이 60세 되도록 자신의 간이나 폐라든지 신장과 심장의 기능은 고사하고 그 위치도 모르다니 그러고도 그 나이까지 산 것이 다행인지도 모를 일이다. 심장이 평생을 단 한 번도 쉬지 않고 1분에 약 60~100번, 평생 약 30억 번을 뛴다든지 하는 심장에 관한 세부적인 지식이나, 기타 간이나 신장이나 위장이나, 대장과 췌장에 관한 자세한 지식은 모르더라도, 그 대략의 위치나 기본 기능에 대해서는 알고 있어야 하지 않는가!

　얼마 전 미국에서는 생후 1년이 못된 어린 아기가 꿀을 먹고 죽었다는 기사가 나왔다. 나도 처음 안 지식인데 꿀 속의 보툴리눔(Botulinum)이라는 성분이 장 발달이 덜 된 1세 미만의 아기에게는 독이 될 수가 있다는 뉴스였다. 이런 지식은 비교적 고급 지식으로 흔하지 않은 것이라 모를 수도 있다고 하더라도 너무나 많은 사람들이 너무나 기본적이면서도 대단히 중요한 지식을 너무도 많이 모르고 있다는 것이 문제다.

건강 장수를 위한 결심을 했다면, 그 첫째 관문이 운동이나 식이요법이나 약이 아니라 건강에 대한 지식임을 알아야 한다. 그렇다. 건강의 시작은 바로 여기 지식에서 시작해야 한다. 사람들은 수술실에 들어가면서 **마지막으로 읽어야 할 책**이 한 권 있다는 것을 깨닫게 되는데 그 책은 바로 **"건강한 삶에 관한 책"**이라는 것이다.

건강지식이라고 하면 부담을 느낄지도 모르겠다. 그러나 원래 진리는 복잡하지 않다. 학교 공부나 좋은 직장, 돈과 출세, 성공을 위해 바치는 혹은 바치기로 작정한 시간과 노력의 반의 반, 다시 그 반의 노력이면 충분하다.

이 책은 건강 장수를 위해서 단 하나의 기본 대원리와 다섯 가지 법칙을 다룰 것이다. 자신의 병이나 증세가 어떠하든지, 이 하나의 기본 대원리와 다섯 가지 법칙을 적용하기만 하면 된다.

건강지식의 필요성과 중요성을 조금만 더 살펴보고 이어가자. 그 점은 인류 역사를 조금만 살펴보면 잘 알 수 있는 평범한 진리다. 14세기의 흑사병(페스트)이나 그 후의 수많은 전염병들이 당시는 원인 불명인 병이었지만, 지금은 그것이 눈에 보이지 않는 바이러스나 세균에 의한 것임이 밝혀졌다. 부득이한 것도 분명히 있겠지만 상당히 많은 질병들은 건강에 관한 정확한 지식이 있었더라면 막을 수 있었던 병이 얼마나 많은가? 그 결과 심지어 시체를 만진 손으로(수많은 세균이 묻어 있음) 다음 환자를 진료한 때도 있었다니, 지금의 의학 상식으로 보면 어처구니없는 일이다.

21세기 물질문명과 의학이 최고에 이른 지금은 달라졌을까!

1977년 미국 상원에서는 '영양 문제 특별위원회 보고서' 라는 약 5,000페이지 넘는 방대한 자료를 수집했는데, 결론은 '우리 미국인은 어리석었다. 무지했다. 미국인의 암, 심장병, 당뇨병 같은 대부분의 성인 질환이 잘못된 식사에서 비롯되었다' 는 통렬한 반성이었다. 향후 예방법을 실은 책이《지금의 식생활로는 빨리 죽는다》라는 제목으로 발간되어 전 세계의 식생활에 경종을 울린 적이 있다.

이 경우도 역시 건강과 식품에 대한 무지가 식생활에 반영되었고, 결국 건강과 질병, 단명이라는 결과를 초래한 것이다. 어디 그런 예가 한두 가지나 열 가지, 백 가지겠는가! 아마 수천, 수만 가지도 넘지 않겠는가? 그렇다고 그 많은 건강지식, 건강정보를 어떻게 다 안단 말인가! 한 해에 새로운 책이 수만 건 발행된다고 하니까 건강에 대한 책도 일 년에만 수백 권, 아니 수천 권 이상은 발행될 것이고, 거기다 건강 전문잡지나 신문, 방송, SNS 등을 통해 전해오는 정보 등 실로 어마어마하다고 봐야 될 것이다.

어차피 모든 지식을 얻는 것은 불가능하다. 모든 방법을 다 해보는 것도 불가능하다. 그리고 너무 많으므로, 또 때론 서로 다르게 말하므로 매우 혼란스럽기까지 하다. 이 말 들으면 이 말이 옳은 것 같고, 저 말을 들으면 저 말이 옳은 것 같고, 갈피를 잡지 못한다. 이 모든 것이 '건강에 대한 올바르고 정확한 지식의 부족' 때문이다.

독자는 이 점을 분명히 깨달아야 한다. 현대의학은 정말 필요한 예방의학이나, 돈 안 드는 자연적인 근본 치료에는 관심이 없다. 왜? 그런 걸로는 돈이 안 된다. 부자가 될 수가 없다. 병원 운영도 안 된다. 의성 히포크라테스가 한 말 "병은 자연이 고치고 보수는 의사가 받는다"라는 만고불변의 의학 진리를 되씹고 명심해야 한다.

이 책에 소개하는 **단 한 가지 위대한 기본 대원리와 다섯 가지 방법만 숙지하여** 자기 것으로 만든다면 평생을 건강걱정 없이 자신뿐 아니라 주위 가족과 자녀들의 건강까지 걱정 안 해도 되는 삶이 될 수 있다.

다섯 가지 방법 중에 첫째는 건강 장수를 위한 결심이었다. 이제 두 번째는 건강 장수에 관한 지식이 건강의 가장 중요한 열쇠임을 충분히 숙지했다.

그러나 지식이란 너무나 방대하므로 어디서 어떻게 시작할지도 막연하다. 예를 들면 심장판막증이란 무엇인가? 갑상선 항진증은 무엇인가? 자궁경부암이란 무엇인가? 교감신경과 부교감신경은 무슨 역할을 하는가? 뇌하수체는 무엇이고, 해마와 전두엽이란 무엇인가? 기타 어려운 의학용어나 들도 보도 못한 수많은 병명들과 치료법들을 다 알 길도 없고 여기서 논하고자 하는 것 아니다. 그런 지식들을 처음부터 공부해도 머리에 들어가지도 내 것이 되는 것은 더욱 아니다.

물론 경우에 따라서는 특정 개인에게 필요할 수는 있다. 그러나 '우리가 배워야 할 것들은 이미 유치원에서 배웠다' 라는 말도 있듯이, 건강에 관한 기본적인 지식만 알아도 된다. 문제는 그 기본 지식이 인식과 믿음과 확신을 요구하므로 오랜 시간의 공부와 체험이 따른다. 사실 이러한 기본 지식을 가르쳐주는 곳이 있다면 얼마나 좋겠는가?

현실은, 이 중요한 지식을 가르쳐주는 곳이 없다. 그 많은 학교, 학원, 개인교습소가 있어도 건강 학교나 학원은 없다. 반면에 일단 병이 나야 가는 곳은 너무도 많다. 몇 발자국만 가도 병원이고 약국이고 한의원이다. 다른 수많은 기술이나 전문과정은 미리 배워서 사용처를 찾아가는데 내 몸의 질병과 건강에 관한 공부는 병나기 전에 가는 곳이 없고, 일단 병이 나야 가게 되어 있다. 이것부터가 문제 중의 큰 문제다. 그러니 그 유능하고 박식하고, 인텔리인 지식인들이 건강 문제 만큼은 초보지식도 없다는 것이 어쩌면 이상하다기보다 당연하지 않는가?

이제 이 책을 읽게 되면 우리가 당연히 알아야 할 당연히 아는 것이라고 생각하는 것들이 사실은 전혀 모르고 있거나 잘못 알고 있음에 놀랄 것이다. 예를 들면 '병이란 무엇인가? 증상이 병인가? 증상이란 무엇인가? 증상은 왜 나타나는가? 모든 병에 대한 약은 있는가? 약이란 무엇인가? 왜 약을 먹어도 병이 낫지 않는가?' 같은 것들이다. 사람들이 유치원에서 다 배웠거나 배웠어야 할 기본 지식, 그러면서도 물어보면 깜깜이인 지식을 검토해보자.

인체는 알면 알수록 놀랍게 구조되었으며 정교하면서도 법칙이 뚜렷해서 복잡하면서도 실로 간단하다. 단지 몇 가지만 이해하면 몸과 건강이 보인다. 단 몇 가지다. 먼저 도대체 '병이란 무엇인가?' 다.

병이란 무엇인가?
모든 증상이
병인 이유는?

병이란 무엇이며 모든 증상이 병인 이유는?

병이라 하면 암, 심근경색, 뇌졸중, 위궤양, 고혈압, 당뇨병 등 많은 병명들이 생각날 것이다. 우리가 잘 아는 병명도 있지만 때론 듣도 보도 못한 희귀병명도 있을 것이다.

그럼 병과 증세는 어떻게 다른가? 예를 들어 감기 하면 병이다. 감기에 걸려 열 나거나 콧물이 나고, 기침을 하면 감기 증상이다.

그러니까 병원이나 의학으로 병명이 붙여진 것은 병이고, 그 병으로 나타나는 현상은 증상이 되는 셈인데, 그런데 우리가 병원이나 약국에서 "감기약 주세요!" 라고 의사나 약사에게 말하면"증세가 어때요?" 라고 묻는다. 그래서 "열 나고요, 기침도 있고요, 가래도 끓어요" 라고 증세를 얘기하면, 그분들은 '알겠다' 라고 하고는 열 내리는 '해열제' , 기침엔 '기침 멎는 약' 그리고 가래 해소해주는 '거담제' , 거기다 소화제나 항생제 등을 줄 것이다.

이 말은 무엇을 말해 주는가? 결국 감기라는 병에는 감기 증상을 없애주는 약들을 주는 것이다. 다시 말하면, 감기 증세 자체가 병이라는 말과 같다. 그래서 흔히 기침병이나, 열나는 병이라고도 말하지 않는가! 이런 식으로 소화가 안 된다고 하면 소화제를 줄 것이다. 이 역시 '소화 안 되는 병' 이라고 해도 되지 않는가? 어디가 아프다고 하면 뭘 주는가? 진통제를 줄 것이다. 고혈압이란 병에는 고혈압의 증세와 같은 혈압을 내리는 혈압강하제를 처방한다. 당뇨병에는 혈당강하제를 준다.

이처럼 모든 병에는 그 병에 나타나는 증세를 없애주거나 완화하는 약을 준다. 이렇게 보면, 결국 병이 곧 증세이고 증세가 병인 셈이다. 이 점은 질병의 영어단어 Disease를 보아도 알 수 있다. Disease는 원래 '편치(ease) 않다(dis)' 의 합성어이다. 그러니까 '편치 않은 것' 즉 불편한 것이 곧 질병이란 뜻이므로 모든 불편한 증세가 병이라는 논리와 맞는 것이다.

암이란 큰 병이다. 그런데 그 병도 역시 마찬가지다. 암의 증세는 무엇인가? 아프고 열나는 등 암에 따라 여러 가지 증세가 있겠지만 병원에서 보는 암의 가장 큰 증세는 암이란 혹 자체다. 따라서 암을 잘라내는 수술을 한다든지, 같은 원리로 방사선을 쐬서 암을 태우거나 항암제를 주사하거나 약으로 암세포를 죽이거나 녹아내리게 한다. 원리는 모두가 똑같다.

병의 증상(암)을 없애거나 죽이거나 잘라 내거나 태우거나 녹이거나 그게 여의치 않으면 완화시키거나 하는 것이 곧 현대의학의 치료법인 셈이다.

바로 여기서 하나의 큰 기본 지식이 등장한다. 그것은 **현대의학이 대중요법의 의학**이란 것이다. 이 점은 현대의학 종사자들도 다 인정하고 공연히 말하는 점이다. 즉, 증세에 대처하는 의학이란 말이다. 그렇게 보면 우리가 살아가면서 흔하고도 수없이 겪거나 느끼는 모든 증세 아프고, 열나고, 기침 나고, 가래 끓고, 가렵고, 쑤시고, 피곤하고, 목마르고, 변비나 소변이 잦은 것(빈뇨), 다뇨, 잔뇨감, 어딘가가 찌릿찌릿하는 현상, 설사, 어디서 피가 나고, 안 좋은 냄새 나고, 결리고, 잠 안 오는 불면, 우울한 것, 두통에 어지러운 현상, 심지어 산만하거나 잘 잊어버리는 기억력 부족이나 치매, 기타 등등 모두가 병인 셈이다.

그런 것에 검사를 해서 밝혀진 정확한 병명이 나오면 병이고, 검사로 병이 발견 안 되는데 계속 아프다고 하면 '신경성 위장병', '신경성 심장병' 등으로 '신경성'이라거나 '정신병'이란 말을 붙인다. 그도 아니면 듣도 보도 못한 생소한 이름의 병명을 얻어 걸리게 되기도 한다. 그리고 지금도 새로운 이름의 병명들이 계속 생겨나고 있는 것이다.

우리에게 고통을 주는 모든 증세가 병인 셈이다. 그리고 그 점은 현대의학에서 증세를 중심으로 증상을 치료하는 대중의학이란 점에서 명백하게 나타난다.

결론적으로 병명이 붙었거나 신경성이나 혹은 병명도 없거나, 모르는 체 아픈 모든 몸의 증상이 병이다.

즉 병이란 우리에게 불편을 주는 모든 증세다.

고로 '**증세는 병이다**' 라는 공식이 성립되는 것이다.

그렇다면 **정말 모든 증상들이 병일까**? 위에 언급한 우리가 살아가면서 때론 하루에도 수없이 겪는 모든 증세들이 병인가? 의사나 약사나 의료종사자만 그렇게 대처하는 것이 아니다. 환자들 아니 거의 모든 사람들 스스로가 그렇게 생각하고 그렇게 대처하고 있다.

집 안에 누군가가 특히 아이가 조금만 아파도 어떻게 하는가를 보면 그 점을 알 수 있지 않는가! 아이가 열이 조금만 나도 온 집안이 난리가 난다. 약 사 먹이고, 병원 가고, 주사 맞히고, 심지어 입원하고 또 귀한 가족 누군가가 '요즘 계속 피곤해' 라는 말만 해도 무슨 병일지 모른다며 검사 받으러 간다. 아니면 피로회복제다, 보약을 사 먹인다. 몸 어딘가가 며칠 가렵거나 쑤셔도 일단 피부과 등의 병원에 가든지 약국의 처방을 받으러 간다.

하여간 온통 그런 식이다. 한동안 불면에 시달리거나, 소변이 잦고, 변비가 계속되어도 역시 어김없이 변비약이다, 설사약이다, 신경안정제다, 수면유도제다, 뭔가 약을 먹든 병원엘 가야 안심을 한다. 몇 주, 몇 달 정도 불면에 시달린 사람이 대학병원에까지 입원하는 일도 흔하다고 한다.

아예 약을 달고 사는 사람들도 참으로 많다. 그리고 뭔가 약을 먹고 있어야 안심을 한다. 심지어 주당들도 술은 먹고 싶고, 또 먹어야 되고, 몸도 생각해야 하고 하니 술 안 취하는 약, 술 깨는 약, 간을 보호하는 약, 위를 보호하는 약 등 하여간 뭔가를 먹어야 안도를 한다.

이 모든 현상들은 거의 대부분의 사람들이 우리가 느끼는 모든 증세들을 병으로 즉 우리 몸의 적으로, 원수로 보고 있다는 증거이다. 그러기 때문에 그 어떤 작은 증세에도 가만히 있지를 못하고 약으로든지 주사, 수술, 한약, 기타 어떤 형태의 방법이든 그 증세를 없애려 또는 그 증상에서 벗어나려 한다. 그런데 정말 아이러니 하게도 사실은 모든 병의 시작이 바로 여기서 시작된다. 정말 아이러니 하지 않는가! 병에서 벗어나려 불편한 증상을 해소하려는 것이 도리어 병의 시작이고, 병을 키워나가는 것이라니 놀랍기까지 할 것이다. 놀라든 부인하든 비웃든 간에 그것은 사실이다.

지금까지 병이란 원래는 병원 등에서 진단받은 병명(위궤양, 간염, 암, 고혈압, 당뇨병, 신장병, 뇌졸중, 기타 수많은 병명들)이 되겠지만, 실제는 우리가 일상에서 느끼고 불편함을 호소하는 온갖 증상(소화불량, 감기, 만성피로, 요통, 심한 가려움, 기미나 여드름, 두통이나, 어지러움, 기타 불편을 주는 모든 통증이나 괴로움들)들이 병이라는 사실을 배웠다. 그런데 또 이러한 증상들을 해소하려 하는 것이 병을 더 키운다는 것도 알았다.

왜 그럴까? 그것을 알기 위해 이러한 증상들이 왜 생기는가를 알지 않으면 안 된다. 이 점을 알고 확신하는 것이 2법칙 기본 건강지식의 핵심이다. 대단히 중요하다. 이것은 이 책의 중심 논리인 하나의 대원리와 직결되어 있기도 하다.

증상의 근원!
증상이 병?
증상과 치료에 답하다

우리가 앞으로 목적한 건강 장수를 위해 반드시 알아야 할 지식 중 하나인 '증상(현대의학에서 병이라고 부르는 것들)이란 무엇인가?'를 고려해보자. 그 어떤 병도 이 것을 모르고는 병을 고칠 수 없다. 앞에서 살펴본 것처럼 현대의학의 이론과 접근법은 '모든 증상이 병' 이라는 것에서 출발한다. 과연 그럴까? 우리가 모르거나 무시해서 그렇지 사실 증상이 무엇인지는 이미 한의학이나 자연의학에서 내려놓은 또 다른 정의가 있다. **<u>'증상 즉 요법' 이란 간단한 진리다.</u>**

이게 무슨 뜻일까? 말 그대로 '증상(증세)이 곧 요법' 즉 치료법이란 말인데, 우리 몸에서 보내는 모든 증상(신호라도 할 수도 있다)은 증상을 일으킨 실제 병을 치료하기 위한 몸의 반응이라는 말이다. 이러한 '증상 즉 요법' 을 이해하는 것은 대단히 중요하다. 그런데 나는 여기에 하나를 덧붙여 다른 건강 책에서는 결코 중요히 취급하거나, 심도 있게 다루지 않은 한 가지를 더 하고자 한다. 그것은 증상이 요법(치료책)도 되지만, 증상은 우리 몸을 보호하고 방어하고 경고하는 기능이 있다는 점이다.

예를 들어 감기라는 병에 걸렸을 때 보통 기침과 콧물 그리고 열이 동반되는데, 이것은 기침과 콧물은 감기 바이러스나 그 사체를 몸 밖으로 몰아내기 위함이고, 열은 체온을 높여 세균을 박멸하고 외부적과 싸우는 백혈구를 활발히 활동하게 하기 위함이다. 이 점은 다른 여러 책을 봐도 설명이 비슷하다. 이때의 열이나, 기침과 가래(역시, 몸의 불순물, 특히 폐 속의 찌꺼기를 제거하기 위한 몸 자체의 요법)는 요법이 된다.

반면 똑같은 감기라도 감기가 오기 전에 한기가 들 때가 있는데, 이때 몸조리를 잘하면 감기를 겪지 않고 지나는 수도 있다. 그러므로 이때의 한기도(일종의 증세) 우리가 본격적인 감기가 들지 않도록 보호, 예방해주는 신호임을 알 수 있다. 때론 치료와 방어, 예방의 경계가 모호할 수도 있겠지만 알아야 할 점은 증상이란 우리를 해치려는 것이 아니라 우리 몸을 보호하고, 병을 예방하고, 방어하고, 경고하고, 치료하는 유익한 역할을 한다는 점이다.

우리는 이 점만 명심하고 기억하면 된다. 즉, 실제 병인 몸의 기능 저하나 질병은 눈에 보이는 것이 아니므로 증상(신호)을 통해 몸에 이상이 있음을 일깨워 주는 것이다. 고로 증상은 병이라고 부를 수도 있겠지만 우리를 살리려는 몸 자체의 고마운 치료책이자 신호인 것이다.

또, 우리가 살아가면서 수도 없이 경험하는 여러 가지 염증(눈의 결막염, 위염, 관절에 생기는 관절염, 대장염, 귀의 중이염, 입의 구내염, 간의 간염 등)이 있는데 염증이란 무엇인가? 네이버 사전에는 '생체조직이 손상을 입었을 때 체내에서 일어나는 방어적 반응'이라고 되어 있다. 여기 '방어적 반응'이라는 용어에서 알 수 있듯 염증 역시 몸 자체를 보호, 방어하기 위해 일어나는 현상이란 것을 알 수 있다. 다른 책에 보면 염증이란 손상된 조직을 회복키 위해 필요한 에너지를 얻기 위한 내 몸의 자연 치유책이라고 했다. 염증으로 생기는 고름이란 증상을 봐도, 고름이 병인가? 고름은 염증으로 외부에서 들어온 균이나 이물질과 싸우다 죽은 면역세포(백혈구)들의 시체다. 그러니 고름은 병이 아니라 증상으로 내 몸을 방어하고 지키기 위한 몸 자체의 자연치유력의 결과물인 것이다. 그런데 대증의학이 기초인 현대의학은 고름을 병으로 보고 고름 없애기에 급급하다. 고름 자체가 병이 아니다. 고름을 나오게 하는 원인이 실제 병이다.

요통도 마찬가지이다. 우선 검사상 이상이 없는 단순 요통의 경우 요통이라는 증상 역시 단순히 말해 큰 병(디스크 등)이 나기 전에 조심하라는 몸의 신호다. 전문가의 말로는 허리근육이 약해진 결과라고 할 수 있는데, 통증은 약해진 척추근육에 힘을 공급하려고 혈액이 산소와 영양을 공급하기 위해 그곳으로 몰리는 과정에서 통증이 온다고 말한다. 검사상 흔히 디스크(추간판탈출증)라 해서 척추 뼈 사이의 연골이 빠져나와 주위의 신경을 건드려 아픈 병도 있다.

이 경우는 통증의 정도가 훨씬 심하고 팔과 다리가 저리고 움직이기 힘들 수도 있다. 이 경우도 통증과 저리는 증세가 있다는 것 역시 이제 허리가 더 안 좋아졌으니 더욱 조심해라는 몸의 신호임과 동시에 앞서 언급한 것처럼 약해진 허리근육에 에너지를 공급하기 위해 피를 증가(많은 피가 돌아야 산소와 영양이 많이 공급되어 힘을 주어 치유할 수 있으므로)시키면서 오는 통증이라고 한다. 사실은 이런 식으로 복잡하게 생각하지 않더라도, 근육이 약해지고 연골이 튀어나와 이상이 생겼는데도, 아프거나 저리는 등의 증상이 없다면 어떻게 되겠는가? 계속 움직이고 무거운 것 등을 들어서 점점 더 심해지지 않겠는가?

그 결과 허리는 더 약해지고 악화되어 심하면 허리를 못 쓰게 될지도 모르지 않는가? 그러므로 그때의 요통은 허리에 이상이 있으니 조심하고 돌보라는 경고임과 동시에 요법인 것이다. 즉, 거듭 말하지만 아프다는 것이 곧 치료책이고 보호기능이 된다는 말씀이다.

어떤 사람이 자주 피로를 느껴 병원검사를 했더니 지방간이란 진단을 받았다면, 지방간도 증세인가? 병의 원인 아닌가? 지방간도 그 자체가 병의 원인이 아니라 병을 고치려는 몸 자체의 치유력에 의한 결과물 즉, 증세다. 지방간은 장으로 부터 흡수된 음식물 등에 독성물질이 있을 때 간은 그런 것들이 몸으로 퍼지면 안 좋다는 것을 스스로 파악해서 몸 안으로 가지 않도록 하기 위해 지방의 형태로 그런 것을 보관한다. 그러니까 지방간 역시 지금 당신 몸의 간이 안 좋아졌으니 조심하고, 간에 좋은 독성이 없는 음식을 먹으라는 몸의 신호(증상)로 봐야 한다.

더 쉬운 예를 살펴보자. 음식을 급하게 먹든지 하여 체해서 소화가 안 된다고 가정했을 때 '소화가 안 된다' 는 것은 하나의 증세다. 그럼 소화 안 되는 증세가 병인가? 현대의학에서는 그것도 병으로 취급해서 '소화제' 라는 약을 처방해준다. 그런데, 소화가 안 된다는 자체는 급히 먹거나, 잘못 먹어서 '이제부터는 음식을 잠시 중지하라거나, 조심해서 먹으라는 몸의 신호 아니겠는가!' 그런데 체해서 소화가 안 되는데도 소화제로 밀어내리고는 계속 먹어대면 어떻게 되겠는가? 물론 소화제를 먹고 소화 안 되는 증상을 없앴거나 억지로 소화시킨 관계로 계속 먹을 수는 있겠지만, 궁극적으로 좋을 게 하나도 없다. 아니 점점 더 큰 병을 만드는 계기가 된다. 다른 모든 병과 증세도 같은 이치이다.

가장 자주 겪는 '피로감' 으로도 생각해보자. 피로 역시 하나의 증상인데 사랑하는 누군가가 '아이구 피곤해' 라고하면 우리는 무엇이라고 말 하는가! '들어가서 좀 쉬어' 라고 하지 않는가! 그렇다. 피곤하다는 것은 몸을 쉬어주라는 우리 몸 자체의 고마운 신호이다. 즉, 피곤이라는 증세자체가 몸을 지켜주는 일종의 요법,치료책인 셈이다. 조금 전 자주 피로를 느끼던 사람이 병원 검사를 받았더니 지방간이란 진단이 나왔다고 했는데 만약에 지방간 진단 전에 이런 식으로 몸의 피로나 구토감 등을 하나의 고마운 증세로 보고 충분히 쉰다든지 영양 공급에 신경을 더욱 기울인다든지 해서 몸과 간을 잘 돌봤다면 지방간으로 발전하지도 않았지 않겠는가? 그러지 않고 피로나 기타 증세를 무시하고 인위적으로 감추는 방법을 사용한 결과 지방간(물론 다른 형태로 나타날 수도 있을 것)이 오고, 지방간을 무시하니 다시 간염이나 간경화가 오고, 결국 간암으로도 이어진다는 이론이다. 그러니까 간경화나 간암이란 중병이 오기까지는 수많은 형태의 증상을 지나왔다고 봐야 한다. 어느 날 갑자기 간경화라는 건 없다.

그러므로 우리가 느끼는 모든 증상은 몸 자체의 치유책이고 몸을 보호하고, 균을 방어하고, 병을 예방하고, 미리 경고하는 역할을 하는 우리의 든든한 우군이고, 지원군이다. 고로 이런 증세를 무조건 없애려고만 하는 것은 매우 어리석고 병을 키우는 바보 같은 짓이다. 의성 히포크라테스는 **'당신의 몸 안에는 100명의 명의가 있다'** 라고 갈파했는데, 몸 자체에 병을 고치는 자연치유력이라는 대단한 능력의 우군이 있음을 한시도 잊어서는 안 된다. 그럼에도 이 단순한 진리를 21세기 초지성인들이라 자부하는 인류는 대부분 이 점을 간과하거나 놓치거나 무시하거나 모르고 있으니 참으로 안타까운 일이 아닐 수 없다.

이래도 잘 이해되지 않는다면 마지막으로 알기 쉬운 기막힌 비유를 들어보기로 하자. 식당일을 하는 어떤 사람이 뜨거운 냄비를 반복적으로 들어야 한다고 해보자. 냄비를 들 때마다 뜨거울 것이다. 그래서 보통 그런 경우 사람들은 두꺼운 장갑을 낀다든지 하여간 뜨거움이 손에 직접 전달되지 않는 방법을 택해서 냄비를 들것이다. 너무도 상식적인 얘기이다. 그런데 만약 그 사람이 두꺼운 장갑이 아니라, 뜨거움을 병으로 보고 뜨거운 증상을 느끼지 않으려고, 진통제를 바르고 뜨거운 냄비를 든다면 어떻게 되겠는가! 진통제를 발랐으니 통증을 못 느낄 것이다. 그러고는 다시 뜨거운 냄비를 들다보니 다시 뜨거워지니 이번에는 더 성능 좋은 진통제를 바르고 뜨거운 냄비를 든다면? 그런 식으로 계속 뜨거움을 진통제로 해결해 간다면?

아마 이글을 읽는 분들은 당연히 '정말 말도 안돼! 그런 바보가 어디 있어?' 라고 반응 하실 것이다.

그렇다 정말 말도 안 된다. 생각 있는 인간이라면 절대 그렇게 하지 않을 것이다. 그런데 지금 대다수의 인류가 그와 비슷한 어리석음을 반복하고 있다. 뜨거운 냄비를 들었을 때 우리에게 전해지는 뜨거움(일종의 아픔, 통증)은 무슨 역할을 하는가? 당연히 손을 보호하는 역할을 한다. 그러므로 그 뜨거움은 병이 아니다. 일종의 증상(신호)으로 손이나 몸을 보호하기 위한 우리 몸의 보호기능 즉, 치유력이 되는 셈이다. 모든 증상이 그러하다. 이 점을 재삼 인식하고 믿고 확신해야 한다.

어떤 분들은 이렇게 질문할지 모른다. '그럼 궤양이나, 암도 증세인가?' 너무 중요하고 필요한 질문이다. 대답부터 하면 '그런 것 역시 증세다' 이다. 물론 현대의학에서는 대부분 펄쩍 뛰면서 그런 것들을 당연히 병으로 취급하겠지만 그 점에서도 의사마다 견해가 다르고 궤양이나 암도 하나의 증세로 보는 전문가들이 늘어가고 있다.

실상 현대의학은 암의 원인에 대해서 수많은 이견이 있다. 사실 암의 원인도 제대로 못 밝힌 상황에 있다는 말이다. 다행히도 암도 우리 몸을 지키기 위한 일종의 증상으로 보는 의사가 늘어가고 있는데 그중에 일본의 어느 유명한 의사는 '암이란 체내에 독소와 오염물이 쌓였을 때 몸의 일부를 격리해서 전체를 보호하는 장치' 즉, 암은 숙주인 자신의 몸을 지키기 위한 쓰레기 처리장으로 오염된 피를 모아두는 창고 같은 것이라고 했다. 이러한 비슷한 견해와 설명에 대해서는 사실 수많은 의사들과 박사들의 연구를 통한 건강 책에 나와 있다. 심지어 암은 내 몸을 지키기 위한 고마운 존재이므로 암에게 감사하라고까지 했다.

현대인이 가장 어려워하고 두려워하는 암까지 몸의 증상으로 몸을 지키기 위한 보호책이요, 치료책이라면 우리 몸의 그 어느 증상이라도 방어나 경고나 보호나 예방이나 치료가 아닌 증상이 있겠는가! 이미 말씀드린 것처럼 몸에서 나타나는 모든 증상은 우리를 위한 것이다. 이것은 단순히 나 한 사람의 견해가 아니고 여러 나라의 유명한 의사나 의학자의 연구와 실험에 의한 이론이고 조사와 실험에 의한 결과이다. 이제 이 정도 살펴보았다면 '증상 즉 요법' 이란 원리에 대해 충분히 이해하셨을 줄 안다.

이 점을 왜 이렇게 길고 자세하게 다루는가? 그 이유는 이것이 너무도 중요하고, 이것을 이해하지 않고는 다음 지식과 실천으로 진행하기도 어렵고, 근본적으로 우리의 건강과 장수라는 목표에 도달할 수 없기 때문이다. 다시 한 번 말씀드리지만 '증상은 요법' 이다. 증상 자체를 약이나 기타 인위적인 방법으로 없애려고만 해서는 안 된다. 물론 예외적이거나 특별한 경우 또는 도저히 견딜 수 없는 극심한 통증이 왔을 상황 등에는 우선 증상 해소부터 할 필요가 있을 수 있다. 나는 이런 상황에서도 극단적인 자연 치유를 하라고 강요하고 싶지는 않다. 다만 원리는 변함이 없으므로 가능하다면, 증상이 우리 몸의 자연치유력으로 자연히 해소되도록 해야 한다는 점을 강조하고 싶은 것이다.

이 점을 충분히 이해하셨다면 이제 그 다음 지식으로 넘어가보자. 현대의학은 증상을 병으로 보고, 자연의학이나 실제 우리 몸의 원리는 증상이 병이 아니라 병을 예방, 치료하는 것이라면 두 견해는 완전히 상반된다. 그러면 당연히 그 둘의 치료책도 다를 수밖에 없다. 이미 이 점은 부분적으로 고려했지만 좀 더 소상히 현대의학의 치료 원리를 살펴보자.

현대 의학(대중의학)의 잘못된 기초

현대의학의 치료법은 종사자들 자신들이 말하고 인정하는 것처럼 대중의학이다. **대중의학이란 증세에 대처하는 의학**이라는 말로서 증세를 치료하고, 증세를 잡아주고, 증세를 없애고, 증세를 일으키는 장기나 혹 등을 잘라내는 의학이다.

우리가 쉽게 주위에서 접하고 아무 생각 없이 처방하는 것처럼 피로하면 피로회복제, 소화가 안 되면 소화제, 열이 나면 해열제, 가래가 끓으면 거담제, 변비에는 변비 해소하는 약, 기침나면 기침멎는 약, 관절이나 어디가 아프다고 하면 진통제, 두통이 있다고 하면 두통 없어지는 약을 주는데 대체로 신경안정제나 진통제 등을 준다. 혈압에는 혈압강하제, 당뇨에는 혈당강하제, 어딘가 혹이나 종양이 있으면 그것을 떼어버리고, 암에는 암 자체를 병으로 보기 때문에 수술로 잘라내거나, 방사선으로 태워 없애거나, 항암제로 암세포를 공격해서 없애는 방법을 쓴다. 모든 방법은 증세 자체를 없애주는 약이나 주사, 수술 등의 방법이다.

미국의 유명한 배우 안젤리나 졸리는 집안에 유방암 환자가 있었고, 또 유전자 진단에서 유방암에 걸릴 확률이 높다는 이유로 멀쩡한 유방을 절제했다는 기사가 났다. 알고 보니 미국에서는 '유전자 진단법' 이라는 것이 나온 후로 사전에 유방을 제거하는 일이 유행처럼 되고 있다고 한다.

이런 일들은 대중의학의 최악을 보는 듯하다. 확실히 위암과 유방암에 걸렸더라도 수술할지를 심각히 고려해야 할 판에, 단지 위암으로 발전할 수도 있다거나 유전자 조사로 유방암에 걸릴 확률이 높다고 위와 유방을 함부로 자르는 것은, 마치 손에 혹이 났다고 손 자체를 잘라버리거나, 뇌졸중 걸릴 위험 있다고 뇌를 제거하는 것과 다르지 않다. 그 외 모든 병에 대해서도 이런 식으로 대처하는 것이 대중의학 방법이다.

맹장수술도 같은 이치다. 맹장염(충수염)으로 맹장을 제거하는 것은 거의 상식이 될 정도인데, 그것은 맹장이 이미 퇴화한 장기이고 괜히 염증만 일으킨다는 즉, '증세는 곧 병이다' 라는 현대의학의 기본의식에서 시작된 정해진 수순인지 모른다.

그러나 그 후 맹장은 불필요한 기관이 아니라 외부에서 나쁜 박테리아나, 합성 화학물질이 들어왔을 때 좋은 박테리아가 피신하는 기관임이 밝혀졌다. 그러다 몸의 면역체계가 회복되면 다시 장으로 돌아가 역할을 수행한다는 것이다. 그럼에도 현대의학으로는 자르는 것 외에는 달리 할 다른 방법이 없으므로 자르고 보는 것이다. 미국의 경우 1975년 한 해 맹장수술만 78만4,000건이고, 그 중 3,000명이 수술 중 사망했다고 한다.

더 황당한 것은 그 수술 중에 35퍼센트는 맹장염에 걸린 것도 아니고, 맹장염 예방 차원에서 맹장을 자르다가 죽었다니, 건강지식을 아무리 강조하고 또 강조해도 모자란 일이라 생각된다.

또, 1920~1950년 사이 미국에서는 어린이가 감기에 걸리면 편도선을 절제했다고 한다. 이유는 편도선이 감기를 유발하는 퇴행기관이라 판단한 결과였다.

이와 비슷한 맹신에 빠진 일부 의사들은 한때는 심지어 뇌졸중의 원인이 뇌로 이어진 혈관이 막혔기 때문임을 알고는 뇌로 이어진 혈관을 잘라내면 뇌졸중을 예방할 수 있다고 생각했다고 한다. 다른 많은 의사들도 이런 생각이 '기막히게 좋은 생각이다' 하고는 너도나도 시행했다. 결과는? 의학에 무지한 우리도 조금만 생각해보면 뇌혈관이 있어야 그걸 통해 산소가 공급되지 않겠는가! 그걸 잘라내니 오히려 뇌졸중이 급증한 것이다.

이런 식으로 예를 들자면 무지무지 많다. 자궁에 근종(물혹)이 생겼다고 근종을 제거하는 수술이 아니라 자궁 자체를 제거하는 수술도 비일비재로 행해진다. 물혹을 제거하는 수술은 간단한 수술이지만 자궁을 들어내는 수술은 비용도 많이 들고 위험성과 엄청난 후유증이 있는 일이다. 자궁근종은 양성 종양으로 99퍼센트 이상 저절로 치유된다고 한다. 그런데 자궁을 제거함으로 여성성의 상실감에 우울증, 관련된 약물의 부작용에서 오는 질병 등으로 도리어 자궁암과 유방암의 위험성이 증가한다고 한다.

이와 유사한 사례는 얼마든지 있을 것이다. 여성의 월경 전 증후군에 대해서도 자궁절제술을 시행하고, 항정신성 의약품인 우울증 치료제를 처방한다고 한다. 자궁이 없으면 월경도 않을 것이고, 월경 안 하면 월경 전 증후군도 없을 것이라는 믿기 어려운 논리다. 이 모두가 증상 자체를 병으로, 악으로, 원수로 보고 무조건 잠재우고, 없애고, 제거하려는 현대의학의 기본 발상에서 나온 대증요법인 것이다

물론 언급한 일들이 일부 극단적인 의사에 의한 것이거나 이미 지나간 수십 년 전의 일들일 수 있다는 점은 있을 것이다. 그러나 중요한 것은 그렇게 진단하고 치료한 대중의학의 근본 개념이 그대로라는 점이다. 그러니 그와 유사한 일들이 21세기 지금도 지구촌 곳곳에서 벌어지고 있다는 것 또한 사실이다.

《사람은 왜 낫는가?》의 저자 앤드루 와일은 "자신이 이해할 수 없다고 해서 그 기관을 쓸모없다고 판단하여 강력한 무기로 손상하고 파괴하는 것은 올바른 의학이나 건강에 대한 관심과는 거리가 멀다. 이런 흉악한 범죄를 저지르는 것은 약물요법 의학의 의사뿐이다"라고 기록했다.

정리해보자! 현대의학의 치료 기초는 증세를 병으로 보는 대증의학이다. 이것을 잊지 말아야 한다. 고로 여러분이 약을 먹고 병원을 갈 때 절대 잊지 말아야 할 점은 '내가 지금 병을 고치러 가는 것인지 병을 고치려는 내 몸의 치료책인 증상을 없애려고 가는 것인지를 숙고해야 한다'는 점이다.

이쯤 와서 사람들은 물을 것이다.

'몸이 아프고 불편한데 빨리 증세를 없애야 하지 않나? 그럼 가만히 있으란 말인가?' 이제부터 증세를 병으로 보는 현대의학의 방법으로 치료하는 것과 증세를 요법(몸 자체의 치료법)으로 보고 치료하는 것이 어떤 차이가 있는지 면밀히 검토해보자.

대중요법과 증상의 관계

감기로 생각해보자. 감기에 걸려 감기약을 타먹으면서 대부분의 사람들은 그런 대중약이 (증세를 없애주는 약이 아니라) 병 자체를 고치는 약이라고 생각을 한다.

예를 들어 감기에 걸려 약 타러 가면, 증세에 따라 해열제와 기침 멎는 약을 주고 두통이 있다 하면 거기에 따라 신경안정제나 진통제, 항생제나 소화제까지(약을 먹으면 소화력 떨어지므로) 덤으로 준다. 그래서 그 약을 먹고 증세가 낫거나 완화되면 '감기가 나았다' 라고 말한다. 그러면 정말 감기가 나았는가? 감기 자체가 나은 것이 아니고, 감기 증세가 사라졌을 뿐이다.

미국에는 '감기에 약 먹으면 일주일, 안 먹으면 7일' 이라는 말이 있다. 즉, 약을 먹으나 안 먹으나 마찬가지라는 얘기다. 놀랍게도 21세기 최첨단 의료 과학시대에도 감기 바이러스를 바로 잡는 약이 없다는 말이 믿기는가? 감기 바이러스는 200여 종이다 그것의 DNA는 쉽게 바뀐다고 한다. 오죽하면 감기 치료하는 약을 개발하면 노벨상 받을 것이라는 말도 있다. 병의 기초라고 할 수 있는 감기에도 약이 없다면 도대체 무슨 병에 약이 있겠는가? 안타깝게도 그 어떤 병에도 근본적으로 치료해주는 약은 없다. 이 간단한 진리를 모르는 사람이 너무도 많다.

약이 병을 직접 고치지 못한다는 점은 다음 장에서 좀 더 자세히 살펴보기로 하고, 여기서는 방금 얘기한 대로 대증요법과 증상 즉 요법의 차이를 몇 가지 예를 통해 살펴보자.

대증요법으로 증세를 병으로 보고 약으로 처리하는 것은 임시땜질이라 점점 약골이 되고 성인과 노년이 될수록 각종 만성병과 후유증에 시달리고 큰 병으로 키우는 결과를 초래한다. 반면 증세를 몸 자체의 치유력으로 보아 몸 자체의 자연치유력을 잘 살렸을 때는 점점 더 건강해지고 성인과 노년이 되어서는 확연히 차이가 난다.

이런 원리는 감기뿐 아니라 모든 병과 증상에 동일하게 적용된다. 변비의 경우도 변비약을 먹으면 일시적으로는 변비가 해소되겠지만, 스트레스나 위나 장의 기능 장애라든지 하는 변비의 원인은 그대로 남아 있어서 결국은 변비를 점점 더 심하게 할 뿐일 것이다.

특히 위나 장의 무력증으로 인한 변비는 처음엔 별 것 아닌 것처럼 보일지 모르지만 오래되고 만성이 되면 그것만큼 고치기 어려운 병도 드물다.

이 점은 내가 수십 년의 위와 장 무력으로 고생했고, 현재도 극히 조심하고 있다는 사실이 증명한다.

아무리 가볍게 보이는 증상이라 하더라도 세월이 오래되면 감당하기 어렵고, 크고 만성적인 병으로 둔갑한다.

이것이 증상을 대증요법으로 다루어 우선 증상만 없애는 치료생활을 해왔는지, 아니면 증상을 몸 자체의 요법으로 보고 자연치유력으로 치료해 왔는지의 차이다. 위궤양, 위암, 고혈압, 당뇨병, 디스크, 간경화, 간암, 등 어떤 병이라도 증상을 보는 방식과 증상을 다루어 온 방식에 따라 결정된다고 해도 과언이 아니다.

따라서 증상을 병으로 보고 대증요법을 따랐는지, 증상을 요법으로 보고 증상의 신호에 따라 조심스레 잘 다루어 왔는지가 그토록 중요한 것이다. 이 점을 알고 이해하여 실천하는 것이 건강 장수 2법칙의 핵심이다.

따라서 증상을 요법으로 보고 몸이 병이 고치는 것을 우리는 옆에서 살짝 돕는 역할만 하면 된다. 그러면 우리 몸의 자연 치유력은 점점 커져서 세균이 들어오는 것을 막아줄 뿐 아니라, 세균이 들어오더라도 쉽게 격퇴하게 된다.

감기의 예를 다시 봐도 약을 먹어 감기 증세를 없애도 감기균은 몸속에 그대로 있다. 물론 약을 먹어도 1주나 2주면 내 몸의 면역력이 감기균을 퇴치하겠지만, 약으로 인해 면역력이 활동할 기회가 없어지거나 적어지므로 면역력이 약해지는 것이다.

반면에 증세를 그대로 둔 채 면역력만으로 치유할 때는, 감기의 증세 중 하나인 열을 내어 체온을 높여 세균을 박멸하도록 기회를 주고, 외부 적과 싸우는 백혈구를 활발히 활동하게 하고, 또한 감기증세인 기침과 콧물이 감기 바이러스나 그 사체를 몸 밖으로 몰아내도록 내버려두면 면역력이 강해진다는 원리다.

부가적으로 감기의 증세가 있을 때는 증세를 신호로 삼아서 증세가 나빠질 만한 활동 이를테면 찬바람을 쐰다든지, 무리한 일이나 과식이나 잘못된 음식을 조심할 것이다. 반면에 약으로 증세만을 없애버리면 별 불편한 증세가 없으므로 무리한 일이나, 찬바람을 쐰다든지, 감기에 좋지 못한 음식 등을 쉽게 먹게 될 것이다.

생각해보자. 인체 내에서는 우리 몸의 자연치유력이 병을 고치기 위해 열심히 기침하고 열 내는데, 몸의 치료를 도와주지는 못할망정 약을 먹어 그러한 증세를 막아버리는 것은 병과 싸우는 내 몸의 면역력의 활동에 찬물을 끼얹는 바보 같은 짓이고, 그렇게 되면 바이러스가 더 오래 눌러앉아 우리 몸의 에너지를 고갈시키는 자해 행위가 되는 것이다. 증세를 어떻게 받아들이는가가 얼마나 중요한지를 충분히 알았을 것이다.

아울러 우리 몸의 면역력이 우리의 건강을 좌우한다는 점도 쉽게 알 수 있다.

사실 우리가 밖에서 활동하다보면 거의 누구나 감기균을 접한다. 그런데 똑같이 접해도 누구는 감기 걸리고 누구는 안 걸리고 하는 이유가 무엇인가?

바로 면역력의 차이다. 심지어 폐결핵 같은 무서워하는 균도 우리 주위에 많이 있다고 한다. 그럼에도 모두가 폐결핵에 안 걸리는 것은 역시 각자의 면역력의 차이다. 면역력에 조예가 깊은 어느 의사는 감기가 우리 몸의 찌꺼기를 제거하기 위해 필요하기 때문에 약을 먹지 말고 자연치유력만으로 치료할 것을 권장한다. 약을 먹고 증세만 없애게 되면 우리 몸은 청소할 기회를 잃고, 몸속에 잠재해 있다가, 더 깊은 감기나 더 큰 병의 원인이 된다고 했다.

물론 이런 얘기를 아무리해도 막상 자기나 자기 가족이 독감이라도 걸리면 병원 안 가고 약 안 먹고 버티기가 쉽지 않다. 어쩌면 이러한 노력이 계란으로 바위 치기일지도 모른다. 그런데 왜, 그토록 잘 실천이 안 되는가? 단순히 아는 것과 믿고 확신하는 것의 차이다. 그럼 또 믿음과 확신은 어디에서 오는가? '믿음은 들음에서 온다' 는 너무도 참된 말이 있듯이, 결국은 지식이다. 그것도 정확하고 깊은 지식이 필요하다. 그리고 그 지식을 체험해서 옳다는 것을 느껴야 한다. 그래서 다른 건강 책에서는 간단히 증상 즉 요법을 설명하고, 약 먹지 말고 자연치유력으로 고치라고 몇 줄이나 한두 페이지로 요약하지만 나는 계속 이 점을 끊임없이 강조하는 이유는 독자에게 확실한 동기부여를 하여 이 기본적이고도, 중요한 지식을 반드시 알고 실천하여 자신의 것으로 만들게 하기 위함이다.

건강 장수의 2법칙은 건강의 기본 지식을 습득하는 것이다. 현대의학에서는 병이라고 하는 모든 증상은 사실은 병이 아니라 몸 우리 차

체의 치료책이다. 이것이 이 책의 하나의 대원리인 '자연치유력'의 근간이고, 모든 병은 이것으로 고쳐야 하고, 이것으로 고치는 길밖에 없다.

이 점 하나만 온전히 깨닫고 생활의 습관으로 삼을 마음의 준비가 되었다면 이미 건강 장수 60퍼센트를 이룬 것이다. 이제 문제는 실제로 나와 내 가족이 질병이 발생했을 때 과연 이것을 실천할 것인가인 것이다. 더욱이 암 같은 큰 병의 진단이 나왔을 때 그렇게 할 수 있을 것인가가 문제다. 사실 나와 똑같은 내용은 아니라고 비슷한 자연치유력의 논리를 설명한 책이 많이 있다. 그럼에도 이 중요한 법칙이 사람들의 생활에 파고들지 못하고 계란으로 바위 치기처럼 극히 소수의 이론이 되고 마는 것은 현대의학이 대중 속에 너무 깊이 파고들어 있기 때문이다.

아울러 자연치유력을 실제 자신의 건강과 병에 실천할 만큼 동기부여가 부족했기 때문이다.

나는 이 점에 주목하여 널리 알려졌으면서도 실생활에서는 무용지물처럼 취급받는 자연치유력을 밖으로 끌어내어 각자의 소유물로 만들어주고 싶은 간절함으로 이 글을 쓰는 것이다.

나중에 내가 '수십 가지 증상을 어떻게 극복 했는가'와 '증상 따라잡기' 편에서 충분히 고려할 것이지만, 우선 한 가지 방법은 나와 가족이 쉽게 걸리는 비교적 작은 병들, 이를테면 소화불량, 불면, 피로, 두통, 감기, 무좀, 변비 등이 있을 때 배운 것을 실천하는 습관을 들이는 것이다. 불과 몇 년 정도만 틈틈이 공부하고 실천하여 몸으로 체험하여 확신하다보면 비록 아주 큰 병이 생긴다 해도(물론 작은 병 때부터 이 원리를 실천 생활화하면 갑자기 큰 병에 걸리지도 않겠지만) 믿고 실천하게 될 것이다. 그렇게 해서 평생을 건강하고, 건강하게 장수할 수 있다면 충분히 해볼 만한 가치가 있지 않은가!

그 무엇보다 투자가치가 높은 것이 아니겠는가! 대증요법과 '증상 즉 요법'의 차이는 질병과 건강의 차이이고, 실패와 성공의 차이이고, 불행과 행복의 차이다.

증상은 있는데 병은 없다?
기질적 병과
기능적 병의 차이점

몸이 피로하고, 여러 가지 증상이 있어서 불편해서 혹 병이 났나 해서 병원 검사를 받았는데 아무런 병은 없다고 할 때가 있다. 반대로 몸에는 아무 이상이 없는데 어느 날 정기 검진 때나 또는 우연한 검사 중에 병이 발견되는 경우도 있을 것이다. 이 점을 어떻게 생각해야 하며 어떻게 대처해야 하나? 지금까지의 내용을 잘 이해한 분이라면 이미 답을 알고 계실지 모르겠다.

먼저 여러 가지 안 좋은 증상은 있는데 병명은 안 나올 때를 고려해 보자. 건강 장수 2법칙이 무엇이었는가? 모든 증상은 몸 자체의 요법(치료책)이다. 그렇다면 병명은 안 나오지만 여러 가지 증상이 있다는 것은 현재 자신의 몸에 뭔가 안 좋은 부분을 인체 스스로가 고치는 중이라는 신호다.

즉, 단지 병명이 안 나올 뿐, 기능에 이상이 있다는 증거다. 그런 것을 병명이 안 나왔으니 피로나 두통, 복부통증 등을 무시하고 다만 증세를 없애주는 이런저런 약으로 봉합한다면 어떻게 되겠는가? 지금까지의 건강지식을 통해 볼 때 당연히 몸의 증세를 친절한 몸의 신호라고 생각하고 존중해야 한다. 항상 피곤에 시달려서 병원을 찾았는데 특별한 이상은 없다고 진단을 받았다고 하자. '아 다행이다' 하고는 평소대로 무리하고, 술 먹고, 담배 피고, 과식하면서 '나는 아무 병이 없다고 진단받았어!' 라며 그냥 그렇게 살 것인가?

바로 그러한 생각, 그러한 생활이 앞서 언급한 아무 병이 없었던 사람이 어느 날 갑자기 암이나 간경화 같은 큰 병 진단을 받게 되는 원인이다. 심지어 많은 분들이 평소 주기적으로 정기적으로 건강 검사를 받았는데, 아무 이상이 없다가 불과 몇 달 사이에 다시 검사를 받으니 '간경화더라. 무슨 암이더라' 하는 황당한 말을 듣는 일이 허다하다. 이제 누구를 원망할 것인가? 병원과 의사를 원망해봐야 아무런 소용이 없다. 병원은 오로지 정해진 법칙이나. 건강상의 표준수치에 근거해서 진단하는 기계적 시스템이라 봐야 한다. 반면에 우리 인체는 기계가 아니다.

여기서 현대의학은 기질적 이상이나, 수치상 이상만을 병으로 본다는 것이다. 즉, 현대의학은 장기에 터지거나 염증이 있거나 부었거나 암이 있거나 검사상 뚜렷이 이상이 나타나야 병으로 취급한다. 아니면 수치상 이상이라는 것도 있다. 혈당 수치, 혈압 수치를 비롯해 콜레스테롤 수치나 간 수치 등이 정해진 표준에서 벗어나면 고혈압이나, 당뇨병, 고콜레스테롤증이라는 등의 병명을 갖다 붙인다. 그런데 이것이 참으로 문제가 많다. 자연의학이나 한의학에서는 기능적 병이라는 게 있다. 즉, 장기상 터지거나 염증이나 궤양 같은 것이 없지만 기능상 장애가 있음을 알려준다. 이를테면 '위가 무력 하군요' 라든지 '간 기능이 안 좋군요' 등이 그것이다.

반면 현대의학은 분명히 소화가 계속해서 안 되어 병원엘 갔는데 병명은 안 나오는 경우가 허다하다. 내가 그런 경험을 수도 없이 했다. 그러니 듣는 소리가 그냥 '아무 신경 쓰지 말고 잘 먹고 잘 놀아라' 라든지 아니면, '신경성 위장병, 신경성 심장병' 등의 진단이다. 그러면 주위에서는 '거 봐라 아무 병도 없는데 너무 민감하다. 너무 까다롭다' 혹은 '건강염려증이다, 예민하다' 등의 소리에다 처음엔 염려도 해주고, 관심가지고 들어주던 가족들도 나중엔 아무도 관심을 갖지 않을 뿐 아니라 '별스럽다. 진단서 가져와봐라' 등 무시당하거나, 까다로운 사람으로 취급받기 일쑤다. 그러다보니 어떤 땐 차라리 큰 병이 있다는 진단이라도 받았으면 한 적도 한두 번이 아니다. 몸은 죽을 지경인데 병명은 없는 것 이것도 보통 일이 아니다.

그럼 과연 아무런 병이 없을까? 절대 그렇지 않다고 생각한다. 몸의 신호는 정확하다. 신호를 무시해서는 안 된다. 병원에서 병명으로 나올 정도가 되었을 때는 이미 만성인 경우가 많다. 병명으로 치유하려 말고 평소 내 몸에서 보내주는 신호를 통해서 치유하고자 해야 한다. 그때의 신호를 인위적으로 없애려 하지 말고, 자연스럽게 없어지도록 몸을 잘 돌봐야 한다. 이것이 평생을 건강 장수하는 키 포인트다. 이에 대해서는 나중에 '중세 따라잡기' 편에서 좀 더 자세히 살펴보기로 하자.

이 장에서 결론적으로 얘기하고 싶은 것, 수시로 발신되는 우리 몸의 고마운 신호(증상) 자체를 병으로 생각해서 증세만을 없애려고 하는 것은 가장 어리석은 일 중 하나다. 억지로 없애려하지 말고 그 신호가 말하려는 것이 무엇인지를 파악해서 자연스럽게 신호가 사라지도록 해야 즉, 우리 몸의 면역력이 스스로 치료하도록 푹 쉰다든지 술, 담배를 끊는다든지, 소식을 한다거나, 운동을 한다든지 어떤 형태로든지 안 좋은 증상이 자연스레 해소되도록 도와줘야 완전히 해결된 것이다. 현대의학에서 흔히 말하는 미병 상태(병명은 없지만, 증상은 있는 상태)일 때 잘 다스려야 진짜 병이 들지 않고, 건강하게 장수할 수가 있다.

이렇게 인체에 꼭 필요하고 너무나 중요한 면역력이 무한정 몸속에 있거나 무한정 솟아나는 것이 아니다. 이 면역력은 자연치유력으로써 다른 말로 표현하면 그냥 우리몸속의 에너지라고 해도 된다. (그 에너지의 근원이 우리 몸속의 엔자임(효소)이라는 의사도 있다) 아무튼 그 면역력 (자연치유력, 에너지, 엔자임)이 사람마다 일정한 양이 정해져 있어서 사용하면 사용할수록 줄어든다. 면역력을 키운다는 것과, 낭비 즉 소모한다는 것과는 다르다.

예를 들어 사람마다 알코올 섭취량이 다른 것은 사람마다 알코올 분해효소(엔자임)량이 다르기 때문이다. 분해효소가 많이 나오는 사람은 소주 2~3병을 먹어도 까딱없을 수 있지만, 적게 혹은 나오지 않는 사람도 있다. 이것이 소위 주량을 정해주는 것인데, 어떤 사람이 소주 1병 정도의 주량인데 2~3병을 먹으면 간의 알코올 분해효소를 낭비 즉 소모한 것이 된다. 반면 소주 1병 정도는 먹어도 충분히 버틸 수 있는 사람이 반 병만으로 자제한다면 간의 효소를 저축하고, 면역력을 키우고 있다고도 할 것이다.

이 장의 요점은 '건강지식이 꼭 필요하다' 인데 그중에서도 기본적인 건강지식을 정리해보자.

1. 우리 몸의 모든 증상은 몸 자체의 요법(치료법)이다. 다시 말해 우리 몸의 병을 고쳐주는 것은 우리 몸의 자연치유력이다. 그러므로 증세가 있어야 내 몸의 상태를 파악할 수 있고, 그에 맞춰 고칠 수 있으므로 증세야말로 나를 살리는 신호이자, 해결책이다.

2. 현대의학은 모든 증세를 병으로 보는 대중의학에서 출발했다. 따라서 치료방법 역시 증세를 없애려고만 하는 것에 초점이 맞춰져 있다. 그런 치료법은 몸의 치료를 방해하는 멍청한 짓이며, 내 몸을 파괴하는 자멸행위다.

이러한 크게 두 가지 기본 지식을 알고 확신하고 실천하는 것만으로 건강 장수의 목표 60퍼센트를 이룬 것이다. 증세가 병이다라는 발상에서 시작된 현대의학의 치료법은 크게 세 가지다.

<u>1. 약물요법</u>

<u>2. 물리치료</u>

<u>3.수술</u>

이 책에서는 그 세 가지 중에서도 약물요법을 중점적으로 다룰 것이다. 왜냐하면 보통 사람들이 가장 자주, 많이 접하고 일상화되어 있는 것이 약이기 때문이다. 현대의학의 기저가 대중의학이므로 그것의 산물인 약품 역시 대중치료가 목적이다. 고로 모든 약은 몸의 고마운 증세를 없애버리는 훼방꾼이고, 독이고, 원수이다.

다음 장에서는 '모든 약이 독이다' 라는 넘쳐나는 증거와 증언을 보게 될 것이다. '모든 약(더 정확히 말하면 합성, 인공 화학물질을 비롯하여 내 몸에 좋지 못한 증세를 일으키는 모든 물질)은 독이다' 를 이해하고 인식, 확신해서 실천하여 생활의 한 축으로 삼게 된다면 건강 장수의 70퍼센트를 완성하는 셈이다.

건강 장수의 길은 결코 어렵지 않다.

모든약은 독이다

"3법칙은 모든 약은 증세를 없애는 약임을 아는 것이다. 약은 병을 진정으로 치유하기보다 몸이 치유하려는 것을 방해하는 적이다. 아울러 약과 함께 합성화학물질을 가능하면 멀리하고 피해야 한다.

약을 먹고 여러 부작용을 겪고 있으면서도 그것이 약 탓임을 모르고 있는 분들이 많다. 약이 해롭다는 사실은 알지만 강한 동기부여가 부족해 약을 끊지 못하는 분들은 주의해야 한다."

건강
최대의 적은
합성화학물질이다

　의성 히포크라테스는 "음식물로 고치지 못하는 질병은 의사도 못 고친다"라고 말했다. 이 말은 "병은 자연이 고치고 보수는 의사가 받는다"라는 말과 일맥상통한다.

　결국 병은 자연이, 즉 우리 몸이 고친다는 말이고, 다른 말로 하면 의사는 그냥 돈만 챙긴다는 말이 된다.

　아무리 '건강의 진리'가 존재하고, 심지어 알고 있다고 하더라도 이것이 실생활에서 적용이 안 되고 있다면 무슨 소용인가? 건강 지식의 기본은 **'모든 증상은 몸 자체의 치료법이다'** 라는 점, 그리고 현대 의학의 모든 치료법은 '증세에 대처하는 의료다' 라는 점을 확실히 아는 것이다.

　자연치유력을 확신하는 어느 의사는 자신의 책에 "우리가 살기 위해 꼭 필요한 약은 한 가지도 없다"라고 말했다. 미국에서 의사의 규칙으로 지지받고 있는 한 책에 의하면 "가능한 모든 의사들은 약 사용을 중단하라"라고 썼다. 그러면서 "환자들은 의학지식이 미치지 못하는 위험한 상황에 있으며, 특히, 고령자 대부분은 약 사용 하나만 중지해도 몸 상태가 좋아진다"라고 했다.

우리가 이 책에서 계속 감기를 예를 들어 말하는 중이니까 다시 감기를 예를 들어 보면, 비교적 작은 병이고 따라서 부작용이 있을 것이라 생각지도 않는 감기약도 가끔 방송에서 감기약 먹고 죽었다는 보도를 보았을 것이다. 그럴 때마다 사람들은 어떻게 생각하는가? '감기약 먹고 죽어? 약이 문제가 아니라 그 사람에게 뭔가 다른 병이 있었거나 그럴 만한 이유가 있었겠지' 라고 가볍게 넘어가지 않았는가! 그들은 그것을 약의 부작용이라고 생각지 않는다. '원래 몸이 약해서 라든가', '그 사람에게 알지 못하는 어떤 병이 내재되어 있었겠지' 라며 모든 책임을 죽은 사람에게 돌리고 지나버린다. 여름철에 어패류 등을 먹고 '비브리오 패혈증' 등으로 한 사람만 죽었다고 방송이 나와도 횟집이 파리를 날리는 일이 거듭되는 것에 비하면 너무나 관대한 처분이 아닌가! 이렇게 된 것에는 '의학이 모든 병을 해결해 준다' 는 맹신이 너무나 깊이 상식처럼 군림하는 데 있다.

가까운 일본에서 2009~2012년 사이 시판중인 감기약의 부작용으로 1,505명의 피부가 짓무르는 병이 발생했고, 131명이 죽었으며 2005~2009년 7월 동안의 집계에는 2,370명이 부작용, 239명이 사망했다는 조사 보고가 있다. 바로 얼마 전 방송에서는 감기약에서 마약 성분만을 추출해서 마약으로 만들어 많은 돈을 벌었다는 기막힌 보도도 있었다.

자, 비교적 가벼운 약인 감기약이 이러니 다른 약은 말해서 뭐하겠는가! 일본에서는 매년 31만 명이 암으로 사망한다고 하는데, 그 중 25만 명은 암 자체가 아니라 항암제의 독성으로 사망한다고 의사들이 증언한다. 항암제나 방사선의 부작용은 너무 크고 너무 광범위하기 때문에 나중에 암을 다루는 시간에 별도로 다루고자 한다.

약의 부작용 문제는 모든 사람들이 반드시 알아야 할 필수사항이므로 이 부분을 충분히 다루고자 한다. 여기서 '모든 약이 독이다' 라고 표현했는데 더 정확하게 말하면, 약을 포함한 합성화학물질이라고 말할 수 있다. 합성화학물질의 약 60퍼센트는 약에 들어 있고, 20퍼센트 정도는 각종 인공식품에, 그리고 나머지 약 20퍼센트는 오염된 공기와 물에 있다고 한다. 이중에 공기와 물은 피해갈 수 없는 부득이한 경우가 많으므로 일단 제쳐두자. 물론 공기와 물도 가능한 한 좋은 물과 공기를 마시도록 노력하면, 금상첨화이다.

내 집은 아파트로 집을 나가 단 1분이면 산 속으로 들어갈 수 있는 환경이다. 물은 정수기도 있고, 생수도 지속적으로 구입해 먹는다. 어쨌든 공기와 물은 그렇다 치고, 인공식품과 약은 멀리하기 더욱 쉬우므로 인공식품과 약을 멀리하면 약 80퍼센트의 합성화학물질을 피할 수 있다. 인공식품 피하는 것도 생각처럼 마냥 어려운 것만은 아니다. 사이다, 콜라 등의 인공음료 대신에 천연 주스나 차를 마시고, 착색제나 인공향, 방부제 등이 첨가된 과자 등을 먹지 않는 습관만

들이면 된다. 습관들이기까지가 어렵지 일단 습관이 들면 매우 자연스럽게 된다. 그러다 보면 비누나 샴푸도 천연적인 것을 사용하게 되고, 방향제니 가습기 살균제니 살충제니 하는 것들도 저절로 멀리하는 습관이 붙는다. 이런 것들 한두 가지 사용으로 당장 병이 나거나 반대로 건강이 바로 좋아지거나 하지 않을지 모르지만 그런 것들의 사용을 수년 내지 수십 년을 사용하느냐 하지 않느냐하는 것은 엄청난 차이를 초래한다.

가습기 살균제 사건이 말해주듯 어떤 경우는 정말로 죽고 사는 문제가 걸릴 수도 있다. 그런데 약은 합성화학물질의 60퍼센트가 관련되어 있으므로 많은 사람의 경우는 사실 약만 먹지 않아도 훨씬 건강이 좋아진다고 봐야 할 것이다.

한국도 한 해 약 700건 정도의 임상실험이 식약청 승인 아래 실행된다고 한다. 바로 얼마 전 광고에서 C형간염 치료제 '소발디' (미국 제약사 길리어드의 신약으로 3개월 투여하면 바이러스 퇴치가 99퍼센트 달한다고 광고)에 대한 국내 임상실험 대상에게 1박2일에 30만 원을 준다고 하니 서로 하려고 전화가 빗발쳤다는 기사가 실린 적도 있다. 그런데 그러한 최근의 3년간 실험 과정에서 약물 이상 반응이 476건이 발생하고, 그 중에 49명이 사망했다고 한다. 이런 보고는 사실상 빙산의 일각에 지나지 않는다. 그럼에도 지금 이 시간에도 전 세계에서 수많은 임상실험이 행해지고 있을 것이다.

사실상 이러한 약의 부작용은 '주작용' 이라고 해야 옳을 것이다.

무조건 해롭다는 말이다. 이 점은 약사나 의사 자신들이 더 잘 알고 있다. 내가 건강식품을 판매할 때 일인데, 오래전 우리 가게에 영지버섯을 사러 오신 50대 후반 정도의 아저씨가 계셨는데 자신이 지금 간염이라고 하시면서, 당시 상당히 비싼 흑지를 사가셨다. 그러면서 묻지도 않은 말씀을 하셨다.

"사실은 우리 와이프가 약사에요"하시기에, 나는 별 마음에도 없는 소리지만, "그러시면 좋은 약 많으실 텐데 뭐 하러 사가십니까?"라는 뉘앙스의 말을 던졌더니, 하시는 말씀이"그런데 와이프가 약을 안 주네요"라고 하는 게 아닌가. 이 비슷한 경험은 많이 있었다.

또 한 번은 케일 녹즙을 취급할 때인데 녹즙 먹으러 오는 초등학교 여학생이 있었는데 하루는 감기가 걸려 코를 훌쩍이고 있었다. 그 아이 집이 약국을 하는지라 "감기 빨리 나아야지. 아버지가 약을 안 주시던?"은근슬쩍 물으니 아이의 말이"아빠가 약 안 먹고 나아야 좋다면서 약을 안 주서요"라고 했다. 역시 어느 정도 기대하고 넘겨짚어 한 말이지만 적중한 것이다.

그렇다. 내가 아는 대부분의 약사나 의사들은 가능하면 약을 먹지 않는다. 자신들은 먹지 않는 약을 다른 사람에게는 꼭 먹어야 된다며 주고 있다 사실상 파는 것이란 말이 맞을 듯하다.

영양제는 유익한가, 무익한가? 부작용은 없는가?

마침 이 글을 쓰는 중에 이런 기사가 났다(〈국제신문〉 2017년 1월 10일). '영양제는 바쁜 현대인에게 필수품 중 하나'로 약국은 물론 마트나 어디를 가든 볼 수 있는 것으로 당연히 건강 보충을 위해 좋다고 생각한다. 그런데 과연 그럴까? '코펜하겐 쇼크'로 불리는 사건이 있다. 2007년 덴마크 코펜하겐 대학병원 연구진이 세계적 권위를 자랑하는 의학저널인 〈미국의학협회지 JAMA〉에 발표한 것인데, 비타민A, 베타카로틴, 비타민E, 비타민C, 셀레늄 같은 항산화 비타민의 섭취가 오히려 사망 위험률을 5퍼센트 이상 높인다고 보고하면서 연구진 주장은 '병을 치료할 목적으로 먹지 말고, 또는 비타민을 섭취하기 위해 영양제를 먹지도 말고 대신 자연식을 골고루 잘 먹고 운동을 열심히 해야 오래 산다'고 보도했다.

그뿐만 아니라 그보다 한참 전인 1990년에는 남성흡연자 2만9,000명을 대상으로 실시한 대규모 영양 개입 실험에서 합성영양제인 베타카로틴을 섭취한 그룹과, 위약그룹으로 나누어 5~8년 사이 폐암 발생 여부를 추적 조사했다. 결과는 예상을 완전히 뒤엎었다. 영양제를 섭취한 그룹이 하지 않은 그룹보다 폐암 발생률이 무려 18퍼센트나 높게 나왔고, 폐암과 심장병에 의한 사망 증가도 위약그룹보다 총 사망률이 8퍼센트나 높게 나온 것. 그래서 실험조사를 계속하는 것은 인위적으로 환자를 만들어내는 것이라는 이유로 실험을 중지하는 웃지 못 할 실화가 있다. 그래서 이 일을 '핀란드 쇼크'라고 부른다.

결국 인공적으로 합성된 비타민을 보조식품의 형태로 섭취하는 것은 위험하다고 결론이 났다. 스웨덴에서의 연구에도 합성비타민A를 매일 소량 섭취시켰더니 다리의 골밀도가 10퍼센트나 줄어들고, 골반의 골절 위험은 두 배나 증가했다. 한편 미국심장협회의 연구 합성 비타민C가 혈관의 내벽을 두껍게 만들고 혈관을 굳게 해서 고혈압을 크게 증가했다. 또 미국의사협회지에서 발표한 연구 결과 합성 비타민A와 C의 효과를 알기 위해 8,172명의 여성 대상 실험 연구도중에 624명이 각종 암에 걸렸고, 176명이 사망하여 안 먹은 그룹보다 훨씬 더 취약한 것으로 조사되었다고 한다.

그럼 왜 온갖 영양제와 비타민을 먹었는데 더 병이 걸리고 안 좋아졌는가? 분명히 비타민과 미네랄은 야채와 과일에 들어 있는 미량영양소로 항암 작용과 각종 질병을 막아주는 우리에게 없어서는 안 될 중요한 영양소다. 그럼에도 위의 살펴본 바와 같이 엉망인 결과가 나온 것은 한마디로 **인공 비타민과 인공 영양제는, 천연 비타민과 천연**

영양제와는 전혀 다른 물질이라는 점이다.

예를 들어 과일에서 비타민이나. 코엔자임Q10, 섬유소 등과 같은 특정 성분을 추출하려면 전통적인 처리기능인 건조, 원심분리, 압축, 분쇄 같은 방법으로는 안 된다. 결국 공장에서 화학 처리를 통해 대량생산해야 하는데 거기에는 이미 천연이란 없다는 것을 명심해야 한다.

실제 과일에서 추출할 수 있는 비타민은 아주 극미량뿐임으로 대량생산해서 이윤을 최대한 극대화하기 위해서는 석탄과, 석유의 콜타르 등에서 추출한 성분의 분자 구조를 바꿔 대량 생산을 해야 한다. 거기다 화학색소, 방부제, 코팅제, 착색제, 용해제, 기타 여러 가지 화학첨가제와 약간의 과일가루를 혼합하여 역시 합성으로 만든 글리세린 캡슐에 담으면 감쪽같은 멋진 비타민C가 된다(참고로 대부분의 제약회사는 석유화학회사이거나 그와 연관된 경우가 많다. 그 말은 제약회사제품에 화학물질이 들어가는 이유를 설명해준다.) 그러고는 소비자에게 비타민C 첨가라고 붙여서 값도 인상할 수 있고, 무방부제라는 라벨도 사용할 수 있으니 꿩 먹고 알 먹는 격이다.

하지만 소비자는 결국 더 비싼 돈을 주고는 썩지 않는 합성화학물질 비타민을 먹는 셈이다. 그 뿐만 아니라 유통기한을 늘리고 변색을 막고, 섭취 시 체내에서 잘 용해되도록 하기 위해 수은, 비소, 납 등의 중금속과 살충제 성분을 첨가한다고 한다. 심지어 효능을 높이기 위해 스테로이드나 불법 마약 성분을 포함시키기도 한다니 기가 찰 노릇이다. 스테로이드는 합성호르몬으로 뼈를 괴사시키고, 근육을 파괴하고, 유방암, 뇌졸중, 심장질환, 고혈압 등을 유발한다. 한마디로 약국에서 구입하는 것에는 천연이란 거의 없다고 봐야 한다.

아이에게 영양제를 먹이는 부모는 962명의 설문 대상자 중에 611명으로 보통 2~3가지의 영양제를 먹이는데 '효과를 모르겠다' 고 답했다(〈중앙일보〉 2017년 5월 10일). 영양제를 먹이는 이유는 면역력을 키우기 위해서라고 답한 것을 보면 면역력의 중요성을 알기는 한 모양이지만 자녀를 가진 어머니들에게 행한 어느 설문조사에서는 '면역력이 무엇인가' 라는 질문에 과반수 이상이 '비타민C' 라고 답하는 등 면역력이 무엇인지도 제대로 모른다는 충격적인 조사 결과가 나왔다. 아무튼 많은 의사들은 면역력을 위해 영양제보다는 모유를 먹이고, 과자 등의 인스턴트식품이 아니라 야채 같은 자연 그대로의 식품을 먹이고, 가벼운 질병에 걸렸다 낫는 과정을 반복하면서 면역력이 강화된다고 말했다.

말이 길어졌지만 모든 약이 독이라는 이 부분은 대단히 중요하기 때문에 확실히 짚고 넘어갈 필요가 있다. 1954년 노벨화학상과 1962년 노벨평화상을 수상한 '라이너스 폴링' 이라는 사람은 매우 양심적인 학자로 일찍이 현대의학의 허구를 깨닫고, 당연히 신약의 부작용을 익히 알았기에 현대의학으로 고통받는 환자들 위해 자연물에 의한 치료로 눈길을 돌렸다. 그 계기는 자신이 신부전증에 걸렸을 때 당연히 현대의학을 거부하고 오렌지 등 천연의 음식으로 치유를 했다. 그는 그것이 오렌지속의 비타민C의 효능이라고 믿고 비타민C의 대량 보급과 편리함 위해 합성비타민C를 개발하여 자신과 자신의 환자들에게 공급하고는 특히 자신과 그의 아내는 매일 암을 예방한다는 취지로 권장량의 10배에 달하는 5그램을 섭취하면서 20여 년을 수고하고 헌신했다.

그런데 결과는 어떻게 되었는가? 자신은 전립선암으로, 부인은 위암과 유방암으로 사망했다. 현대의학의 잘못을 깨닫고 자연에 의해 치료를 시도하고 헌신한 사람이 암으로 죽었다는 것은 참으로 안타까운 일이 아닐 수 없다. 왜 이렇게 허망한 결과에 이르렀는가? 여기에서 다시 건강에 대한 지식의 중요성이 부각된다. 그의 잘못은 천연비타민과 합성비타민이 같은 것으로 이해한 점이다.

이러한 사실들은 내 경험과도 일치한다. 50여 년 아파오면서 영양제인들 왜 안 먹었겠는가! 수많은 종류의 건강식품과 영양제를 먹었는데, 그때마다 고도의 민감한 내 몸은 항상 소화불량이나, 불면 등의 부작용을 동반했다. 즉, 일반 약 먹는 것과 비슷한 증세가 나타나는 것을 수없이 경험했다. 심지어 미국 수입품이라는 로얄제리 캡슐을 먹었는데 역시 잠이 안 오고 기분이 좋지 않아 중지한 적도 있다. 그 후부터는 무조건 100퍼센트의 천연물이 아니면 그 어떤 것도 먹지 않는다. 100퍼센트 알로에, 100퍼센트 크로렐라, 100퍼센트 스피루리나, 100퍼센트 꽃가루 같은 것은 지금도 먹는다.

당근에는 약 30밀리그램 정도의 비타민A가 있어서 당근으로 직접 먹을 때는 간 기능 등 질병 예방 효과가 있지만, 당근에서 특정 성분만을 추출해낸 합성비타민은 암과 심장질환 등 각종 질병을 유발한다. 마찬가지로 인공칼슘 보충제도 골다공증엔 아무 효과 없고 간부전증, 신장질환, 뇌졸중, 당뇨병 등의 위험만 높인다고 한다.

그리고 빠뜨릴 수 없는 또 한 가지 점은 미국의 천연비타민 연구의 선구자인 '로열 리'의 말이다. 그는 "비타민은 독립된 분자 화합물이 아니라 생화학적 복합물이다. 따라서 비타민은 여러 가지 성분과 상호작용을 통해 작용한다"고 말했다. 비타민이나 베타카로틴 등을 함유한 과일이 몸에 좋다는 것이지 거기서 비타민이나 베타카로틴만을 별도로 추출한 것은 상호작용이 안 되므로 아무 의미가 없다는 말이다. 오히려 그 성분만을 뽑은 합성영양제는 환경호르몬으로 작용하여 암, 심장병, 당뇨병, 신부전증 등 각종 질병을 유발한다고 한다.

우리 몸에는 수많은 영양소가 있고, 몸속에서 합성되지 않는 필수영양소만 46가지다. 게다가 아직 발견되지도 않은 영양소도 많을 것이다. 영양제를 수십 가지 먹어도 해결 안 된다. 차라리 자연물을 영양가 있는 걸로 골고루 먹는 것이 훨씬 유익하고 경제적이다.

현대 의학의
성과와
쓸모

그럼 약도 영양제도 한약도 주사도 다 부작용이 있다면 현대의학은 아무 소용이 없다는 말인가? 지금까지 살펴본 것처럼 현대의학이 증세를 병으로 보는 잘못된 시작으로, 실제 우리 몸의 병을 고치는 힘인 자연치유력을 여지없이 파괴함으로 수많은 만성질환과 알 수 없는 병이나 갑작스런 죽음의 근본 원인이 되어 버렸음을 알아보았다. 그렇다고 현대의학이 완전히 실패한 것은 아니다. 세부적으로 살펴보려면 이 또한 끝이 없으므로 현대의학의 성과는 크게 세 가지 측면에서 찾을 수 있다.

1. 검사 부분이다. 인체를 세밀히 살펴서 무슨 이상이 있는지를 알아보는 데는 괄목할 만한 진전이 있었다.

2. 응급처치 부분이다. 전쟁터에서 보면 알 수 있듯이 당장 죽어가는 응급환자를 재빨리 처치하는 데는 분명히 필요하고, 빛나는 발전이 있었다.

3. 수술 부분이다. 물론, 불필요한 수많은 수술이 문제이긴 하지만 내 친구 중 40대 중반까지 다리를 절며 소아마비 환자처럼 절고 다닌 친구가 있었는데 어느 날 갑자기 멀쩡히 선 모습으로 나타나 놀란 적이 있었다. 현대의학의 수술 덕분이었다. 내 어머니와 아들도 각각 대퇴부와 다리가 부러져 수술을 받은 경험이 있다. 그처럼 자동차사고나 낙상 등으로 외과적 조치가 필요할 때 수술은 굉장히 효율적일 수 있고 필수적이기까지 하다.

불과 얼마 전 잘 아는 선배가 탈장이라며 수술을 받는 것에 대해서 문의하기에 '현대의학의 치료법 중 그나마 가장 부작용이 적은 것이 수술' 이라고 한 어느 건강 책의 의사의 말을 인용해 답해주기도 했다. 현대의학이 모든 병은 현대의학으로만이 해결된다고 주장하면서 수천 년의 임상실험을 통해 안전성과 효능이 입증된 천연 식품과, 약초, 침과 뜸 등에 관한 오랜 지혜를 거부, 무시하고 심지어 박해하여 내몰려고 하는 것이 지극히 잘못된 일이듯이 자연요법을 하는 사람들 역시 지나치게 극단적이 되어 종류 불문 모든 병을 자연 치유 시킬 수 있다고 주장하는 것은 자신들이 배타시하는 현대의학인들의 잘못을 답습하는 것이다.

그렇다. 검사, 응급조치, 수술 부분은 현대의학이 필요하다. 그리고 응급조치나 수술은 둘 다 대중의학의 산물이므로 조건이 맞아 떨어진다. 또한 콜레라, 말라리아, 광견병, 기타 전염병도 현대의학의 의견을 경청할 필요가 있을듯하다. 제1차 세계대전 당시 스페인 독감으로 수천만 명이 죽었다. 이러한 급성전염병 등의 분야에서는 나 역시 조예가 깊지 않아 왈가왈부할 처지가 아니다. 다만 그렇게 수백만 수천만 명이 죽는 전염병 속에서도 전부 다는 죽지 않았다는 것은 아무리 심한 전염병이라도 면역력이 강한 사람은 살아남는다는 점을 말해주지 않는가! 평소 우리 몸의 자연 치유력을 길러놓는다면 위기 상황에서도 큰 몫을 하리라 확신한다.

다시 한 번 확연히 말하지만, 인체의 기능성 질환, 만성병에 대해서는 대중의학인 현대의학과는 맞지도 않고 거의 속수무책임을 충분히 살펴보았고, 무엇보다 우리 모두는 그 점을 깨달아야 한다. 그러나 근래에 와서 많은 선각자적이고, 양심적인 의사분들이 자연의학과 자연치유에 눈을 뜨고 그 부면에 관한 건강 책이나, '채식의사회-올바른 생활습관을 위한 의사들의 모임' 같은 모임과 홍보를 통해 자연 치유를 권장하고, 계몽하는 것은 너무나 신선하고, 고마운 일이다. 자연치유력 보급에 이런 주류의사와 같은 전문가들이 많아진다면 나같은 비주류 전문가보다 훨씬 더 파워가 있을텐데 라는 생각을 지속적으로 하고 있다. 아마도 날이 갈수록 그러한 양심적이고 이타적인 분들의 참여가 많아질 것으로 확신한다.

지금까지 얘기한 것을 정리해보자. 건강 장수를 위한 첫걸음은 '나도 건강하고, 장수할 수 있다' 라는 결심과 확신에서 시작한다. 이 결심만으로 목표의 반인 50퍼센트를 달성한 것이다.

이렇게 건강 장수를 위한 결심을 했다면 다음은 **건강과 장수에 대한 지식**을 익혀야 한다. 건강지식을 배우고 익히는 일은 돈벌이 못지않게, 부모라면 아이들 공부시키겠다는 열의 못지않게 해야 한다.

우선 기본적으로 꼭 알아야 할 건강지식은 우리 몸은 본능적으로 끊임없이 정상 상태로 향해 가려는 구조를 가지고 있다는 것이다. 그렇게 정상화 상태로 가려는 방법의 한 가지가 증세(증상)이다. 따라서 **증세는 병이 아니라 몸 자체의 치유책임**을 알았다. 그런데 현대의학은 증세를 병으로 보기에 증세를 무조건 없애는 것이 치유라고 생각하고 오로지 증상을 없애려고만 한다. 다시 말해 건강 수명 2법칙은 건강지식인데, 그중에서도

1. 우리 몸의 모든 증상은 요법, 즉 일종의 치료책이다.

2. 현대의학의 치료법은 대중요법으로써 병의 원인이 아니라 증세만을 없애는 대증의학이라는 점을 깊이 인식하면 건강수명의 60%에 다가간 것이다.

현대의학이 치유책으로 시행하는 많은 대증치료 방법 특히 모든 약은 증세를 없애는 약이고, 병을 진정으로 치유하기보다 몸이 치유하려는 것을 방해하는 적임을 알았다. 아울러 약과 함께 합성화학물질을 가능하면 멀리하고 피해야 함을 배웠다. 그러므로 **건강 장수 3법칙**은 현대의학의 대증요법의 산물인 **모든 약은 독**임을 인식하고 최대한 피한다면 건강 장수의 70%에 다가간 것이라고 말할 수 있다.

아무리 이렇게 얘기하고 온갖 보도와 전문가의 말 그리고 내 경험을 비롯해 수많은 경험을 이야기해도 약을 먹을 사람은 여전히 먹을 것이다. 심지어 내 친족이나 벗들 중에는 약사도 있고 약을 먹는 사람이 대부분이다.

담배가 몸에 좋다고 먹는 사람이 몇이겠는가? 해로운 줄 알면서도 먹지 않는가! 심지어 담뱃갑에 온갖 혐오스럽기까지 한 사진을 실어도 먹을 사람은 먹는다. 술도 비슷한 논리로 먹는다.

그렇지만 이러한 노력을 하는 것은 다만 몇 사람이라도 올바른 건강지식으로 올바른 생활습관을 해나기를 바라는 마음에서다. 약을 먹더라도 부득이 한 상황이나, 응급시 꼭 필요한 상황이 아니라면 한 알이라도 줄이라는 마음에서다. 특히 나처럼 약을 먹고 여러 부작용을 겪고 있으면서도 그것이 약 탓임을 모르고 있는 분들과 약이 해로운 것쯤은 알지만 강한 동기부여가 부족해 흘러가는 대로 복용하고 계신 분들에게 끊을 힘을 주기 위함이다.

올바른 건강 지식을 알고 실천하려는 의지가 있는 분들이 몇 분이든 간에 우리가 희구하고 목표하는 건강한 삶 나아가 건강하게 장수하는 꿈을 이루기 위해서는 이상의 기본적인 지식을 반드시 알아야 한다는 사실은 변함없다.

건강의 **하나의 기본 대원리인** 우리 몸을 살리는 유일한 힘인 **자연치유력**과 그 외 단 몇 가지 기본 지식을 명심하고 실천하면 목표의 70퍼센트를 달성할 수 있다니 얼마나 고맙고 다행인가?

문제는 이러한 지식의 실천과 습관화이므로 그토록 요점을 강조하고, 반복해서, 실천할 수 있도록 하는 동기부여에 힘쓴 것이다.

소식하고 운동하고 마음 다스리기

목표 80퍼센트를 채울 수 있는 세 가지 철칙

"건강 장수를 위한 굳은 결심만 해도 50퍼센트 목표에 다가간 것이다. 그다음 그와 관련된 기본 건강지식, 특히 의학에서 흔히 말하는 우리 몸의 모든 증상은 병이 아니라 우리 몸이 몸의 이상을 고치려는 자구책으로 몸의 치료요법이다. 고로 인위적으로 증상을 없애려고 하지 말고, 자연스럽게 몸 스스로가 해소하도록 도와야 한다. 이것이 하나의 대원리인 자연치유력을 알고 따라가는 길이다."

1. 소식하기 : 모든 장수인의 공통분모

어떤 건강 책을 보거나, 어떤 장수의 조건을 보아도 반드시 나오는 한 가지가 바로 소식이다. 다른 건강의 조건들은 전문가나 학자에 따라 이견이 있지만, 소식과 운동, 마음을 다스리는 것이 중요하다는 점에는 천편일률적으로 동일하다.

인구 10만 명당 100세 이상자가 30명이 넘는 지역을 장수촌이라고 하는데, 세계 4대 장수촌인 (구) 소련의 코카서스 지방, 남미 에콰도르의 빌카밤바, 파키스탄의 훈자마을, 중국 신강성 위그루 지역(실크로드 지역) 장수자들의 비결을 조사한 결과, 빠지지 않는 것이 소식이었다. 그 외 100세인의 공통점을 연구한 조사에서도 다음과 같은 조건이 나왔다.

1. 일생 동안 부지런하고 규칙적인 생활

2. 소식

어떤 건강 책에 보니 사람은 일생 동안 먹을 수 있는 음식의 양이 정해져 있다고 했다. 따라서 과식하며, 많이 먹는 사람은 자기 양을 일찍 감치 먹어버리니까 일찍 죽는 것이고, 조금씩 소식하며 느긋하게 사는 사람은 그만큼 오래 산다고 씌어 있었다.

얼마 전 조선헬스에서도 소식을 무병장수의 열쇠라고 일컬으면서 40세에 시작해서 70세 전에 끝낼 것을 권장하는 등의 자세한 방법을 게재하기도 했다.

소식이 중요한 이유는 우선 활성산소 발생을 줄이기 때문이다. 우리 몸에는 공기 중의 산소를 호흡하여 얻는 에너지의 잉여물로서 노화를 촉진하는 활성산소라는 게 있는데, 이것이 발생하는 요인 중의 첫째가 과식이다.

또 소식을 하면 몸속에 저장된 지방을 에너지로 쓰게 하기 때문에 다이어트 효과가 난다. 지방에는 독소가 갇혀 있기 때문에 지방이 줄어들면 그만큼 피로도 줄어든다.

또한 피부 트러블을 만드는 피지 같은 것도 지방이므로 지방이 제거되면 피부도 좋아 에너지 효율이 높아져 면역력도 강화되고, 장 기능도 좋아진다.

이런 이론을 떠나서라도 대부분의 사람들은 과식을 해 본 경험을 통해서 그것이 얼마나 나쁜 것인지는 다들 알고 있다. 사실 과식만큼 건강을 해치는 것도 잘 없고, 아울러 소식만큼 무시되고 잘 실천되지 않는 것도 없다. 사실 **과식하지 않고, 약을 비롯한 합성화학물질만 먹지 않아도 기본 건강은 유지할 수 있다**고 할 정도로 건강에서 중요한 것이 소식이다. 문제는 과식하지 않을 수 있는 자제력과, 먹고 싶은 것을 참고 자제할 만큼의 강력한 동기부여다.

소식의 중요성을 인식하고, 실천할 마음의 준비가 되었다면 다음은 소식을 어떻게 할지에 대한 구체적이고 체계적인 지식이 필요하다. 가장 쉬운 방법은 그냥 평소 먹는 양의 80퍼센트만 먹는 습관을 들이는 것이다. 단, 그러기 위해 식사 전에 미리 먹을 만큼만 담아서 먹는 습관을 들여야 한다.

식당처럼 정해진 밥이 나올 때는 미리 적당량을 들어내고 먹는 습관이 필요하다. 그 외 1일 1식법, 1일 2식법, 1일 5식법도 있고, 단식법도 있고 수많은 방법이 있기 때문에 소식에 관한 책들을 읽고 자신의 질병이나 입장과 환경에 맞는 소식법을 찾아서 그것을 평생 생활화해야 한다.

소식을 할 때의 먹는 음식의 종류에 관해서도 이런 저런 이론이 있지만, 여러 책에서 가장 많이 추천되었고 나도 실천하는 것은 다음과 같다.

자세한 소식법이나 식사법은 '위장병, 장 무력' 편에서 살펴보기로 하고, 여기서는 건강 장수의 80퍼센트를 채우기 위해서는 소식이 꼭 필요함을 짚고 넘어가자.

건강지식에는 꼭 알아야 할 핵심지식이 있고, 개인적으로 선택해서 공부하거나 자기 병에 따라서 집중적으로 알아야 할 지식들이 있다면, 지금까지 언급한 지식들은 모든 이에게 공통적으로 적용되는 즉, 피해갈 수 없는 지식들이라 할 수 있다.

소식! 중요하다. 건강 장수의 공통분모이고, 소식을 빼고는 제대로 된 건강 장수를 논할 수 없다. 그 중요성을 인식했다면 바로 생활에서 습관화하자.

2. 운동하기 : 자기에게 맞는 방법과 요령을 찾아라

방금 살펴본 세계 4대 장수촌의 100세 이상 된 사람들이나 다른 장수자들의 특징에 소식만큼 빠지지 않는 것이 운동이다.

운동에는 크게 근육 운동과 유산소 운동이 있다. 근육은 자주 사용하면 나이 들어도 계속 굵어지고 강해진다고 한다. 반면 사용하지 않는 근육은 즉시 약해지고 근육량도 준다고 하는데, 내 경우는 근육 운동이랍시고는 차라리 60대 넘어서 많이 하고 있고 그 전에는 20대에 아령을 한 것이 전부인데 그때 생긴 팔뚝의 작은 알통이 아직까지 있다. 20~30대에 조금만 열심히 운동했어도 제법 근육이 생기지 않았을까 후회하기도 한다. 제대로 운동을 하는 것은 60대 들어서라고 할 수 있다. 이것만 봐도 건강 장수를 결심하고, 건강 지식을 가지고 실천하는 것이 얼마나 필요한가를 반증한다.

60대도 아주 늦지는 않다. 오히려 늙을수록 운동은 꼭 해야 한다. 운동을 하지 않으면 20대 이후부터는 근육이 10년에 10퍼센트씩 사라진다고 하니 70~80대가 되면 근육이 거의 남아 있지 않게 된다. 특히 늙어서 아파 누워 있으면 한 달 정도만 누워 있어도 걸을 수조차 없게 된다니 나이 들수록 부지런히 운동하고 근육 운동도 해야 한다.

유산소 운동은 더욱 중요하다. 장수자들의 특징적인 운동으로는 특히 걷기가 가장 많이 나온다. 정부에서 공익광고로 나오기까지 하는 7330 운동법이 있는데 7일 중에 3일을 30분 이상 걸으라는 내용이다. 내가 보기에는 그것은 최소한 그렇게 하라는 것이지, 많이 부족하다고 생각한다. 운동에 대해서도 온갖 책은 물론이고 TV나 SNS, 인터넷을 통해 수많은 운동법이 소개되고 있으므로, 소식을 실천하는 것과 마찬가지로 각자가 자신의 병과 환경, 목표에 맞춰 자기에게 맞는 운동법을 찾아서 평생 습관으로 삼는 것이 중요하다.

그래서 운동도 소식처럼 반드시 해야 할 기본 수칙이므로 내가 습관처럼 하고 있는 '생활 운동'을 소개한다. 생활 운동이란 운동을 위해 일부러 시간을 내기도 하겠지만 말 그대로 일상생활을 하면서 특별히 많은 시간을 투자하는 법 없이 틈틈이 하는 운동이다. 나도 이전엔 헬스클럽에 약 3년간 다닌 적도 있다. 그것도 나름대로 좋은 방법이기는 한데, 돈과 무엇보다 시간이 많이 소요되는 단점이 있어서 중단하고, 지금은 꾸준히 생활 운동을 하고 있다. 생활 운동에 요구되는 것은 약간의 시간이지만, 가장 필요한 것은 운동의 중요성에 대한 인식과 운동 습관을 만드는 일이다.

나는 상체, 복부, 하체, 이 세부분을 집중적으로 운동하는데, 상체를 위해서는 아령과 팔굽혀펴기를 습관적으로 한다. 누구나 짧은 시간 내에 집에서 하면 된다. 방법은 시간 날 때마다 하는 것이다. 애매한 듯하지만, 습관만 들이면 아주 간단하다. 나는 아침에 팔굽혀펴기 약 70~80번 하는데, 기구(푸쉬업 바)를 이용한다. 그냥 맨바닥에 하는 것보다 약 2~3배의 운동 효과가 있다. 시간은 한 번 할 때 10분 미만이면 되는데 5분이 못 되어 땀이 난다. 단시간에 땀을 흘릴 수 있는 최고의 운동이라고 장담할 수 있다. 물론 더 시간을 들여서 더 천천히 하면 팔 근육에 더 효과적이다.

그 다음 복부운동은 잠자기 한두 시간 전이나, 아침에 일어났을 때, 또는 아무 때나 할 수 있다. 먼저 누워서 다리 들고 고개까지 들면 더 좋다.

그 다음 허리에 힘을 주고 다리를 올렸다 내렸다 하기만 하면 된다. 합기도 같은 운동 배울 때 기본 동작으로 뱃살도 빠지고, 무엇보다 허리 근육 키우는 데는 최고다. 시간도 역시 10분 이내로 충분하다. 이것도 물론 더 천천히 오래하면 더 효과적이다. 나는 가볍게 끄덕끄덕하는 식으로 약 500번 하는데 한꺼번에는 아니고 100~150번 하고 잠깐 쉬었다 다시 100~150번 하는 식이다. 목욕탕 가서도 조용할 때 많이 한다. 이렇게 상체와 복부운동을 불과 20~30분 정도로 특별히 시간, 장소 구애받지 않고 생활하면서 할 수 있다.

마지막으로 하체 운동은 주로 걷기로 한다. 일부러 시간 내어 산책이나, 등산을 해도 좋지만 그냥 시간 날 때마다 정원이나 집 주변 또는 방이 넓으면 TV 보면서 약 30분에서 1시간 이상을 왔다 갔다 하면 된다. 나는 이런 걷기 운동을 생활화하고 있다.

예를 들면 엘리베이터는 잘 타지 않고 주로 계단을 이용하는데 막상 해보면 의외로 계단을 이용할 일이 많다. 아파트에서 출퇴근 시, 쇼핑을 하거나 야외활동을 할 때 계단만 보이면 습관적으로 이용하는 거다. 걷기 운동도 사람을 기다리거나 버스나 지하철을 기다릴 때 문자 그대로 아무 때나 그냥 왔다 갔다 하면 된다.

지하철을 타도 가능한 앉지 않고 서서 간다. 집이나 사무실에서도 작은 휴지 하나를 버릴 일이 있어도 남을 시키거나 모아두지 않고 그때그때 일어나 가서 버리는 것이다. 또 공부나, 일을 하다가도 잠깐 일어나 스트레칭을 하거나, 위에서 언급한 팔굽혀펴기나 걷기 운동을 한다. 이런 운동이 별 운동이 안 될 것처럼 보여도, 상당한 운동이 된다. 귀찮고 번거로워 보일지도 모르지만 막상 습관이 되면 자연스럽게 하게 된다.

이외에도 펌핑 운동, 손 힘 주고 항문 조이기, 집안에서의 청소나 설거지 등 집안 일, 장보기, 손뼉 치기 등 여기저기서 보고 들은 운동법들을 내 생활운동에 접목시켜 시간 날 때마다 한다. 문자 그대로 생활 자체가 운동이 되게 하는 생활 운동인 것이다. 처음엔 습관들이

기가 쉽지 않을지 모르지만 남은 평생 익힌다는 긴 안목으로 접근하면 좋다.

중요한 것은 자신에게 맞는 적당한 시간에 적합한 운동을 하는 것이다. 각자 나름대로 맞는 운동을 추가하거나 변형해서 생활화하면 된다. 운동에도 역시 중요한 것은 인식이다. 다른 말로 하면, 운동을 반드시 하겠다는 결심이다. 그다음은 운동에 대한 기본 지식을 가지고 실천하고 습관화하여 자기 것으로 만드는 것이다.

운동에 관한 책도 보면 볼수록 도움이 된다. 예를 들면《공복과 절식》이란 책에는 걷기 운동과 순환 운동에 대해 아주 쓸 만한 방법들을 많이 소개하는데, 먼저 걷기 운동에 대해서는 '걷기야말로 신이 인간에게 준 최고의 선물'이라고 평하면서 실용적이고도 효과적인 방법들을 자세히 소개하고 있다. 특히 '순환 운동'을 소개하는데 앞서 내가 소개한 생활 운동에서 강조한 하체, 복부, 상체 운동에 대해 좀 더 전문적이고도 자세하게 소개하고 있다.

예를 들면 똑같은 하체 운동이라도 '제자리 달리기, 유산소 운동', '스쿼트, 하체근력 운동', '다리 차올리기, 유산소 운동', '스텝, 하체 강화 유산소 운동', '사이드런지, 하체와 어깨근력 운동', '팔 벌려 뛰기, 유산소 운동' 등으로 자세히 소개한다. 그중에 '사이드 런지, 하체와 어깨 근력 운동'을 "손을 허리에 댄 편안한 상태로 다리를 넓게 벌려 선다. 상체를 반듯하게 세워 균형이 깨지지 않게 천천히 한쪽 무릎을 굽히고, 반대쪽 다리는 쭉 편다. 최대한 내려갔다가 원위치로 돌아온다. 좌우 같은 방법으로 진행한다" 라고 되어 있다.

작은 운동 습관들이 나와 가족의 건강과 장수, 나아가 성공과 행복까지 좌우할 수 있다. 습관이란 처음에는 불편하거나 조금 힘들지 모르지만, 일단 습관이 들고 나면 훨씬 더 쉽고 편리하고 시간도 더 절약되고 신경도 훨씬 덜 쓰인다. 습관은 유전자를 바꾼다는 말도 있지 않은가! 나이 들수록 습관을 들이거나 고치기가 어려우므로 되도록 한 살이라도 젊을 때 들여놓으면 그 사람의 인생이 바뀐다.

사실 **이 책의 핵심 요소 중 하나가 습관이다**. 건강 책을 읽는 습관, 약을 비롯해 합성화학물질이 함유된 가공식품을 안 먹는 습관, 소식하고, 운동하는 습관 등 습관이 우리 삶의 질과 결과를 가른다고 감히 단언할 수 있다.

3. 마음
다스리기

소식과 운동 이상으로 건강 장수에 중요한 것이 마음이다. 생자일체인 몸을 나누어 생각하거나 치료할 수 없듯이, 마음도 몸의 한부분이다. 스트레스가 모든 병의 근원이라는 말도 같은 맥락이다. 마음이 행복을 느끼면 면역 기능이 활성화된다. 마음의 중요성은 수많은 책과 미디어를 통해서 나오니 새삼스레 말할 필요도 없겠고 어떻게 마음을 잘 다스릴 수 있느냐가 문제다.

'자기를 제어하는 자는 도시를 정복하는 자보다 낫다' 라는 기막힌 명언이 있듯이 자기 마음을 다스려 스트레스 받지 않고 '내적 만족과 내적 평온함으로 살아간다는 것' 은 1~2년 세월이나, 책 몇 권 읽는 일로 달성할 수 있는 것이 아니다.

건강 장수를 위해 마음을 다스려야 한다는 무겁고도 어려운 대명제 앞에서 내가 직접 경험하고 느낀 점, 행복한 삶에 확실한 디딤돌이 되었다고 생각되는 몇 가지 특성을 소개하고자 한다.

우선 건강과 장수와 행복과 마음의 만족을 파괴하는 세 가지 마음속의 적을 소개하고, 반대로 건강과 장수 행복에 필수불가결한 특성 세 가지를 소개하겠다.먼저 우리 인생을 파멸시키고 불행으로 몰아넣는 인간 내부의 세 가지 적은 무엇일까? 내가 뽑은 세 가지 원수는 무지, 탐욕, 자만이다. 하나씩 살펴보자.

1. 무지

서두에 설명했듯이 내 46년 투병의 시작도 '살찌는 약'을 먹은 작은 무지 때문이다. 비단 무지로 병이 걸리는 일은 물론이고 자녀를 망치거나 사기를 당하거나, 사업에 실패하거나, 지식 부족으로 인해 오는 불행이 생각보다 의외로 많다. 독자들께서도 자신의 과거의 여러 가지 실패했거나 고통당했던 일들을 곰곰이 반추해보시라. 지금 알고 있는 것들을 당시에 알았더라면 하고 후회되고, 아쉽고, 안타까운 일들이 어디 한둘이겠는가? 그러므로 매사에 사전에 철저한 공부로 사전 지식이 필요하다. 사업에도, 결혼에도, 자녀 양육에도, 건강과 장수에도, 대인관계에도 그렇다. 공부하고 알면 알수록 후회할 일은 줄어든다.

2. 탐욕

지나친 욕심으로 무리한 사업을 벌이거나, 부당한 돈을 노려 범죄를 일으켜 고통과 불행의 늪으로 달려 들어가는 것 등 대부분의 고통의 원인이다. 예를 들면 남의 돈을 빌려 무리한 사업을 하다가 실패하는 일은 가장 흔한 탐욕의 결과이다. 섣불리 자영업에 뛰어든 수많은 사람들이 실패하는 것도 우선 이득을 먼저 생각하는 욕심과 무지가 합쳐서 벌어지는 일이다. 수많은 주식투자자가 평생

퇴직금을 날리거나, 전 재산과 집을 날리는 일은 너무나 흔하게 일어난다. 대부분의 범죄 역시 탐욕과 관련된 경우가 많다. '돈에 대한 사랑은 온갖 해로운 일의 뿌리' 라는 말은 시대를 초월한 진리인 것 같다. 그 외 탐욕의 불행한 결과를 들자면 끝이 없지 않겠는가? 문제는 이러한 탐욕이 단지 물질의 손실로 해결되지 않는다는 점이다. 거기에는 반드시 마음의 고통과 주위의 고생이 따르고 이것은 결국 건강 장수와 연결된다. 더 이상 길게 논하지 않더라도 탐욕은 건강 장수와 행복의 적이다.

3. 자만

자만은 탐욕과는 다르다. 탐욕은 잘못될 것을 예측하면서도 욕심을 이기지 못하여 저지를 수도 있는 반면에, 자만은 처음부터 자신의 능력을 과대평가하여 정확한 눈으로 보면 무모한 것을 자신은 할 수 있다고 생각하는 겸허하지 못한 태도를 말한다. 즉, 자신의 능력을 과대평가하는 것이다. 내가 아는 어떤 지인은 평생에 수많은 사업과 가게를 차렸는데, 단 하나도 성공하지 못하는 것을 보았다. 당연히 무능의 결과이겠지만, 무능 이전에 자신의 한계를 모르거나 인정하지 않는 자만의 결과라고 할 수 있다. 이 어려운 내부의 적을 극복하기 위해서는 자신의 한계를 인정하고 볼 수 있는 겸허가 꼭 필요하다. 우리 내부의 강력한 세 가지 적인 무지, 탐욕, 자만이 건강 장수를 가로막고, 갉아먹고 있음을 필히 인정하고 젊을 때부터 조심하는 삶이 중요하다.

다음으로 마음의 행복을 위해 추천하고 싶은 세 가지 특성은 낙천적인 성품, 매사에 인정하는 태도, 매사에 감사하는 태도다.

1. 낙천적인 성품

낙천적인 사람은 그렇지 못한 사람보다 50퍼센트 이상 오래 산다는 연구 결과가 있다. 낙천적이라는 특성에는 긍정적인 태도, 적극적인 성품, 웃음 감각과 유머를 중요시하는 태도가 포함되어 있다. 예를 들면 '돈을 더 많이 가질수록 행복하다고 생각하는 사람은 비관주의자고, 돈을 다른 사람을 위해 쓸수록 더 행복하다고 생각하는 사람은 낙관주의자다' 라거나, '나이가 들수록 자신이 쓸모 없다고 생각하는 사람은 비관주의자고, 나이가 들어서도 할 일이 많고, 자신의 삶에 만족하는 사람은 낙관주의자다' 라는 말들은 새겨볼 만한 말이 아닌가!우리가 염려하고 불안해하는 것의 80퍼센트는 일어나지 않을 일이고, 20퍼센트는 염려해봐야 소용없는 일이고, 실제 염려할 필요가 있는 것은 2퍼센트 미만이라 하지 않는가! 사실 내 경우는 70이 다 된 지금이 내 인생 전체를 통하여 가장 바쁘고 가장 행복하다고 감히 말할 수 있다. '한 줌만큼의 휴식이 두 줌만큼의 수고하면 바람을 쫓아다니는 것보다 낫다' 라는 너무도 멋진 말을 메모해두자. 그러나 자신이 낙천적이라고 큰소리치려면 밑바탕에 건강이란 든든한 기둥이 있어야 한다. 이렇게 보면 낙천성과 건강, 건강과 낙천성은 밀접한 연관이 있다. 건강을 위해 낙관적이 되기도 해야겠지만, 낙관적이 되기 위해서도 건강해야 하니까 우리가 건강을 위해 노력하고, 건강을 위해 시간과 돈까지 투자할 만한 가치가 있는 것임을 명심해야 한다.

2. 매사에 인정하는 태도

가장 강조하고 싶은 것이 바로 '인정(認定)하는 태도' 다. 정이 많다는 인정이 아니고, 승인하고 긍정하고 받아들이는 인정이다. 인정하는 태도가 결핍된 사람은 마음의 만족과 즐거움을 얻기 어렵다. 몇 가지 예를 생각해보자.

바둑이 7급쯤 되는 사람이 4급인 사람과 호선으로 바둑을 둔다면 거의 4급이 이긴다고 봐야 한다. 그런데 7급인 사람이 자기 실력을 인정하지 않는다면 어떤 일이 발생할까! 오늘은 컨디션이 안 좋아 졌다고 할 것이다. 그다음 졌을 때는 운이 안 따라줘서 졌고, 또 그다음은 상대가 꼼수를 써서 졌다는 등 계속 변명하기 바쁘고 자기 실력이 부족하다고는 생각지 않을 것이다. 그러한 결과는 바둑이 더 이상 늘지 않을 것이다. 일단 내 부족한 실력을 인정해야 늘지 않겠는가!

학급에서 10등쯤 하는 학생이 자신의 부족한 실력을 인정하지 않고, 이런저런 이유를 핑계로 댄다면 이 역시 10등을 벗어날 길이 없다. 모든 것이 그런 이치에서 보면 인정하는 일이 얼마나 중요하고 대단한 일인지를 알 수 있다. 담배를 끊으려 나름 노력하는 사람이 직장 동료가 자꾸만 권해서라고 핑계대고, 자신의 과중한 업무로 스트레스 풀기 위해 어쩔 수 없다는 핑계를 대는 한 담배는 영원히 끊을 수 없지 않겠는가! 자신의 의지력 부족임을 과감히 인정하고 더 노력하고 단호할 때만이 끊을 수 있을 것이다.

간혹 뉴스에서 끔찍한 범죄를 저지른 사람의 불우한 가정환경 과거를 얘기를 하면서 은근히 그 사람이 그렇게 될 수밖에 없었던 상황을 이해하거나 또는 불쌍히 여기려는 장면을 볼 수 있다. 한편 어느 자수성가하거나 맨손으로 큰 기업을 이룬 사람의 지난날을 얘기할 때가 있는데 가만히 들어보면 조금 전 끔찍한 범죄를 저지른 사람과 비슷하게 불우한 가정생활과 지독히도 어려웠던 과거를 들추며 그럼에도 훌륭했다는 점을 얘기한다. 똑같은 불우한 과거인데 하나는 범죄를 저지른 이유가 되고 하나는 훌륭하게 된 계기가 되었다는 것 아이러니하지 않은가?! 이 역시 인정의 문제다. 자신의 환경이나 입장이 어떠하든 그냥 인정하고 거기서 시작하면 된다. 반대로 인정하지 않는 태도는 단지 발전하지 못하고, 실패하고, 잘못된 길을 가게 하는 원인만 되는 것이 아니다. 건강과 장수를 방해하고 마음의 즐거움과 행복을 가로막기도 한다. 가로막는데, 상당히 가로막는다. 엄청나게 가로막는다.

물론 이렇게 인정하는 태도를 내 것으로 만드는 일이 쉬운 것은 아니다. 그러나 꾸준히 연마하면 가능하다. 막상 인정하는 습관을 기르게 되면 직장동료가 잘하거나 승진한다고 질투하거나 불평할 필요도 없고, 학교 급우가 1등 한다고 시기하거나 자신을 학대하여 스트레스 받을 필요도 없다. 비교는 자신과만 하면 된다. 그 사람은 그 사람이고 나는 나다. 승진이 더디거나 등수가 처진다면 더 열심히 하든지 방향을 조금 틀어 다른 길을 가든지, 아니면 지금 현재의 나에게서 행복과 만족을 찾으면 될 일이다.

자신이 불행한 처지라고 생각되면 스티브 잡스가 말했다는 'no pain, no gain'을 새겨보는 것도 좋다. 인정하는 태도는 소극적이라거나 패배주의적이라거나 하는 태도와는 전혀 무관하다. 오히려 정반대다.

일본의 오토다케 히로타다라는 사람은 태어날 때부터 두 팔과 두 다리가 없는 선천성 사지절단증 환자였다. 그가 할 수 있는 게 무엇이었겠는가! 짓궂게 말해서 아마 이불에서 뒹구는 일 외에 할 수 있는 일이 없어 보이지 않는가? 그런데 그가 어떻게 되었는가? 허벅지로 걷고, 윗팔 절단부로 컴퓨터를 조작하고 일본 최고 대학인 와세다대학교 정치학과에 들어가서 미식축구를 비롯 온갖 운동을 하고, 방송국 리포터로 일하고 《오체불만족》이란 책을 써 320만 부가 팔렸다고 한다. 평소 학교생활에서도 항상 낙천적이어서, 한 번도 이지매(왕따)를 당한 적이 없다고 한다. 그의 부모도 그가 태어났을 때 놀라기는커녕 태연히 '아이구! 귀여운 내 새끼' 라며 받아 안았다는 일화도 전해진다. 아마 그런 낙천적이고 인정할 줄 아는 부모의 특성이 히로타다를 만들었을지도 모른다.

하루는 히로타다가 학교 벤치에서 급우와 말다툼이 났는데 말로는 이길 수 없었던 급우가 씩씩거리며 차마 때리지는 못하고 해서는 안 될 말을 하고 말았다.

"이 팔다리 없는 놈아!"

그 말을 들은 히로타다가 무엇이라고 말했겠는가! 여러분이라면 그런 때에 무엇이라고 대답하겠는가? 히로타다의 대답은 같이 화를 내면서 이렇게 말했다.

"왜! 이 팔다리 있는 놈아!" 덤덤히 이렇게 글로 봐서 그렇지 생각해보면 얼마나 대단하고 용감하고, 위대한 말인가! 그렇다. 히로타다는 팔다리가 없는 것을 인정하고 들어간 것이다. 사실 그의 표현에 의하면 자신이 태어나보니 온통 정상적인 팔다리를 가진 사람들 주위에서 자기만이 팔다리가 없는 것에 대해서 '와 이게 웬일인가! 다들 팔다리가 있는데 나만이 팔다리가 없구나. 이거 웬 횡재인가! 나는 특별하다. 이러한 나만의 기회를 활용해야지' 라고 생각했다는 것이다. 이러한 실화는 인정하는 것이 얼마나 중요하고 앞서나가는 발전적인 생각인지 잘 말해준다.

인정하는 태도는 불행도 훨씬 견디기 쉽게 해준다. 자신에게 닥친 불행을 일단 인정해야 한다. 어쩌면 그 불행이 사실은 불행이 아닌데 자기 생각에 불행일 수도 있다. 실제 불행이라면 위에서 언급한 내면의 세 가지 불행의 원인(무지, 탐욕, 자만)에 의함이라면 결국 자기의 잘못이고, 그런 것이 아니라면 시기와 우연에 의해 하필 나에게 닥친 것이니 현실을 인정해야 한다. 다른 사람에게도 일어날 수 있는 사고나 시련이 나에게나 내 가정에도 닥친 것이다. 나나 내 가정에

만은 절대 닥치지 않으리라고 생각했다면 그것은 착각이거나 교만일 수 있다. 마찬가지로 시련과 고통으로 자살하는 사람의 원인을 보통 열등감 쪽으로 찾는 수가 있지만 사실 어떻게 보면 열등감은 교만과 사촌임을 알 수 있다. 그 시련이 내가 못 나서 왔다고 생각하든지, 힘이 없어서 왔다고 생각하던, 부모를 잘 못 만나서 왔다고 생각하던, 그 사실 자체를 인정하면 된다. ‘왜 하필 나에게’ 라고 아무리 한탄하고 원망해봐야 자기를 해칠 뿐이다. 그것을 인정하지 못하는 자체가 열등감이거나, 자신은 그런 불행을 당할 수 없다거나 인정할 수 없다는 교만이다.

고통과 시련은 발전과 행복이 다른 얼굴로 내게 온 것이다. 반갑게 인정하여 행복과 건강을 만들어 가야 한다.

3. 매사에 감사하는 태도

‘사람이 얼마나 행복한가는 그의 감사함의 깊이에 달려 있다’ 는 말이 있다. 다른 말로 하면 감사하는 마음이 없는 사람은 항상 불만이고 불행하다는 말이 된다. 그만큼 마음의 행복과 건강을 위해 감사하는 마음이 중요하다는 말이다. 어떻게 감사의 마음을 가질 수 있는가?

우선 대다수의 사람들이 감사하지 않는 인생을 사는 이유가 자기가 준 것이나 감사받을 일은 잘 기억하면서 자신이 받은 것이나, 감사할 일은 잘 기억하지 못하기 때문이다.

사람들은 자신에게 항상 베풀어지거나 늘 주위에 있는 것, 너무 큰 것은 보지 못하고 감사할 줄 모른다. 공익광고에도 나왔듯 친구의 작은 선물은 기억하고 갚아주는 사람도 부모님의 온갖 고마움을 모르거나, 우리의 생명 자체나 공기와 물과 태양 같은 너무나 일상적이고 큰 것에 대해서는 감사할 줄도 모르고 심지어 그 대상도 모른다.

그러면 어떻게 감사하는 마음을 기를 수 있나? 생각(think)과, 감사(thank)는 어원이 같다고 한다. 이 말은 깊이 생각할 줄 알아야 감사하는 마음이 가능하다는 말이다. 깊은 생각 없이 감사의 정신도 없다. 감사는 주어진 조건이 아니라, 만들어 지는 것이다. 감사는 소유의 크기라 아니라, 생각의 크기다. 감사는 은혜를 아는 자의 마음의 열매다. 행복하지 않은 사람은 내가 가진 것을 감사하기 보다는, 내게 없는 것을 탐내기 때문이다. 주위를 원망하고 남을 탓하지 말고, 문제를 감사하라. 문제에는 항상 해결책이 있게 마련이다. 결과를 보고 감사하지 말고, 문제 앞에서 드리는 감사가 아름답다. 감사에는 메아리 효과가 있다. 하루 한두 가지씩 감사할 일을 적으면 3주 만에 뇌가 바뀐다고 한다. 깊이 생각하고 감사할 일을 찾으라.

우리 인생에서 감사해야 할 대단히 큰 것은 별로 없다. 일상의 사소한 것에서 감사를 찾으라. 호스피스에서 죽어가는 사람의 소원이 '그냥 숨 한번 크게 쉬어보는 것' 이라고 하지 않던가! 살아 있고 건강하게 움직일 수 있다는 것만으로도 감사할 일이다. 사탕 한 알, 물 한 모금에도 감사하라. '공짜 치즈는 쥐덫에만 놓여 있다고 했다. 세상에는 공짜는 없다.' 공짜 바라고, 요행 바라고, 남의 실수 바라고, 칭찬, 감사 받을 일 바라고, 큰 것 바라지 말고 매사에 감사하라. 명심하라! 감사는 일종의 능력이다. 그것은 건강 장수뿐만 아니라 행복과 성공도 가져다준다.

여기까지 건강 장수 4법칙은 소식, 운동, 마음의 즐거움임을 알아

봤다. 그리고 마음을 다스려 행복하기 위해서는 우선 무지, 탐욕, 자만을 물리치고 낙천적이고, 인정할 줄 알고, 감사하는 마음을 길러야 함을 살펴보았다.

어려워 보일지 모르지만 세상에 어렵지 않은 일은 하나도 없다. 하다못해 악기 하나만 제대로 배우려 해도 엄청난 노력과 시간이 요구된다. 그렇다면 인생에서 가장 중요하다고도 할 수 있는 건강 장수를 위해 못할 게 뭐가 있겠나?

건강 장수를 위한 굳은 결심만 해도 50퍼센트 목표에 다가간 것이다. 그다음 그와 관련된 기본 건강지식, 특히 의학에서 흔히 말하는 우리 몸의 모든 증상은 병이 아니라 우리 몸이 몸의 이상을 고치려는 자구책으로 몸의 치료요법이다. 고로 인위적으로 증상을 없애려고 하지 말고, 자연스럽게 몸 스스로가 해소하도록 도와야 한다. 이것이 하나의 대원리인 자연치유력을 알고 따라가는 길이다. 이 점 하나만 명심하고 처신하다 보면 목표의 60퍼센트를 이룬다. 나아가 증세가 병이 아니므로 현대의학의 대증요법에서 기인한 치료인 모든 약(전체적으로 합성화학물질)은 독임을 확신하고 습관화하면 건강 장수에 70퍼센트 접근한 것이다.

그리고 모든 건강 책, 모든 건강전문가가 이구동성으로 건강 장수에 필요하다고 부르짖는 소식, 운동, 마음의 즐거운 생활을 하면 80퍼센트를 달성할 수 있으니 그 누가 마다하겠는가? 보통 사람들은 여기까지만 실천해도 80세 이상 건강하게 살 수 있다. 물론 사람에 따라 그 이상 90~100세도 내다볼 수 있을 것이다.

그러면 건강 장수를 위한 5법칙이자 남은 20퍼센트는 어디서 어떻게 얻을 수 있나? 건강 장수를 위한 마지막 방법이자, 100퍼센트를 채워 건강하게 100세를 사는 다섯 번째 열쇠는 지금까지 살펴본 네 가지를 좀 더 철저히 전문적으로 실천하는 것과 +R? 이다.

특히 각종 만성병에 시달리는 분, 나처럼 무슨 병인지도 모른 채 오랜 허약함이나 각종 증상으로 평생을 고생하는 분, 기타 난치병으로 힘들게 사시는 분들은 5법칙이 꼭 필요할 수 있다.

오래전부터 생각하고 꿈꿔왔던 내주위의 수많은 아픈 사람들, 특히 나처럼 만성질환으로 고생하는 분들과 자녀를 사랑하나 자녀를 망치고 있는 수많은 부모와 자녀들에게 외치고 싶었다. 그래서 5법칙에서는 처절하고 기나긴 나의 투병기를 공개할 것이다. 그 자체가 격려가 되기를 바라며, 온갖 증세와 괴로움에 대처하는 노하우와 극복법을 알리고자 한다.

이 세상에서 가장 먼 거리는 '말하는 것과 행동하는 것이다' 라고 했다. 정확한 건강 지식임을 알았다면 남은 것은 실천하는 것뿐이다. 이제부터 내 50년 투병의 발자취를 따라 가면서 자연치유력의 거대한 힘과 신비를 맛보기로 하자. 그리고 가장 먼 거리인 말과 실천의 간격을 좁히도록 하자.

4. 나의 파란만장한 46년 투병기

1) 병의 시작과 진행과정

본격적인 건강 5법칙을 다루기 전에 우선 내 몸의 병의 시작과 진행과정을 살펴보는 것은 증상을 다루어야 할 환자들에게 반드시 필요하다 싶어 먼저 기고하기로 한다.

나는 평생 아침에 일어나서 '아! 상쾌하다'고 느껴본 적이 거의 없었다. 어릴 때부터 항상 밥맛이 없어 반찬 투정하고, 군것질을 좋아하고 아침에 일어나기 싫어했다. 어머니 말을 빌리면 젖배를 곯아서 그렇다고 하는데, 말하자면 약골이었다. 그래도 몸은 빠르고 성격은 강해서 닭싸움은 나를 이기는 사람이 없을 정도였고, 운동과 게임 등에서도 잘 지지 않았다. 단, 힘쓰는 일에는 밀려서 팔씨름으로 누군가를 이겨본 기억이 거의 없다.

이렇게 약골이고, 무엇보다 한참 때에 밥을 잘 안 먹다보니, 걱정을 하신 어머님이 내가 18세 초여름 때던가 밥 잘 먹게 해주는 약을 사오셨는데 이것이 말하자면 질병과 약함으로 얼룩진 내 투병생활의 시발점이었다. 그 약을 먹은 나는 평소 반 공기도 채 못 먹던 밥을 한 공기 뚝딱하게 하고 더 먹을 정도였으니 약 효과가 대단하긴 한 모양이다. 그래서 사람들이 우선 약부터 찾는 요인이기도 하리라. 그렇게 불과 두세 달 못 되어 52킬로그램 정도 나가던 몸무게가 약 5킬로그램 정도 불어나 57킬로그램이 되었다.

그 당시 사진이 아직 집에 있는데 그 시절의 다른 사진과 확연히 구별되게 통통한 모습을 볼 수 있다.살이 통통하게 된 것은 반가운 일인데, 문제는 불과 한 두달 못되어 하루는 갑자기 코피가 터지더니 약 1달간 연이어 나오는 것이 아닌가? 평소 가끔이라도 코피를 흘렸다면 별 개의치 않았을 수도 있는데 코피를 흘린 기억이 잘 없는지라 깜짝 놀란 것은 자명한 일이다. 그러면서 밥맛도 거짓말처럼 사라지고 쪘던 살도 거짓말처럼 사라졌다. 마치 풍선에 바람 빠지듯 참 허망한 일이 아닐 수 없었다. 그런데 단지 살 빠지는 것으로 끝이 아니었다.

이어서 구역질도 나고, 특히 명치끝이 답답하고 당기면서 복부팽만감과 극심한 소화불량이 왔다. 경험 없는 마음에 이거 무슨 큰 병이 왔구나 싶어 어머니 손에 이끌려 어느 의원에 갔더니 유행성 감기라고 했다. 주사 맞고 며칠 후면 나을 거라고 쉽게 말씀했다. 그러나 며칠이 지나도 증세는 낫지 않아 잘 아는 선배님 소개로 또 다른 병원에 가게 되었다. 거기서 믿음직하게 보이는 선생님은 위를 한 번 슥 만지더니 '위가 부었어! 며칠 약 먹으면 나을 거야' 하셨다. 그렇게 며칠 또 약을 먹었다. 역시 전혀 차도가 없어 다시 갔더니. 다시 쓰윽 진찰하고는 '회(회충)가 뭉쳤나?' 했다. '회가 뭉쳤다' 도 아니고, '회가 뭉쳤나?' 였다. 위가 부었다더니 며칠 만에 회가 뭉친 것으로 바뀌었지만 병은 여전했다.

이런 식으로 이 병원 저 병원을 오락가락했지만 나을 기미도 보이지 않고, 살짝 병원과 의사에 대한 신뢰심이 손상을 받고 있었다. 지금도 그렇지만 당시에는 더욱 '병은 의사가 고친다' 라는 믿음은 너무나 당연한 것이었다. 그러나 현실은 병 고치는 것은 고사하고 무슨 병인지조차 알아내지 못했다.

그런 식으로 그 다음에 간 다른 병원은 십이지장궤양이라 하여 그 계통으로 치료를 했지만 결과는 마찬가지가 되니 이젠 스스로 병명을 찾기에 이르렀다. 폐병이 아닐까? 우리 누나도 폐결핵으로 전문 요양원까지 간 적도 있고 하니 더욱이 폐결핵의 증세를 보니 내 병과 비슷하기도 해서 엑스레이를 찍어보았다. 허나 역시 그것도 아니었다. 그렇게 헤매다가 '아참, 종합검진을 받아봐야지' 내가 왜 진즉 그 생각을 못했을까? 그래서 종합검진까지 받아보았으나 폐도, 심장도, 위도 이상이 없고 당뇨, 혈압 등의 성인병도 나타나지 않았다. 다만 한 가지 '간디스토마' 가 있다고 했다.

당시 어머니가 생선회를 무척이나 좋아하셨고, 실제 간디스토마 진단을 받은데다 나 역시 덩달아 생선회를 먹었으니 간디스토마가 있다는 것은 이해되는 부분이었다. 그러나 간디스토마의 증세는 나와 비슷한 부분도 있으나 틀린 부분도 많았고, 같은 간디스토마라는 어머니의 증세는 나와는 달랐던지라 그것 때문은 아니다 싶으면서도 간디스토마 치료를 위해 또 다시 이곳저곳 찾아다녔다.

그러다 마산에 간디스토마 전문병원이 있다하여 부산에서 마산까지 통원치료도 받고 그곳에서 주는 약을 오랫동안 복용을 했지만, 혹시나는 역시나였다.

여전히 명치 끝이 답답하고 때론 아프기도 하고, 소화가 안 되고, 복부팽만감, 극심한 만성피로, 그리고 신물이 올라와 속이 쓰리는 증상 등 오히려 증세는 더 다양해지고 심해지는 것 같았다. 도대체 치료는 고사하고 병의 원인도 정확히 모르니 미칠 노릇이었다.

또 다시 찾은 어느 이름 모를 병원의 의사께 내 증세를 얘기하면서 '간디스토마로 이런 증세가 생깁니까?' 라고 물으니 선생님 왈 '뭐 그럴 수도 있고, 아닐 수도 있다' 가 답이었다. 역시나 답답한 병에 답답한 답이네!

게다가 당시 나는 코막힘 병까지 있었다. 벌써 초등 때 비후성비염으로 수술을 받고 일시적으로 증세가 없었는데 이즈음은 여전히 코막힘으로 고생하고 있었고, 기관지도 안 좋은지 자주 가래를 뱉고, 켁켁거렸다. 아직 10대 후반의 나이에 코로는 쿵쿵거리고, 목으로는 켁켁거리고, 만성 소화불량에다 언급한 많은 위장병 증세와 게다가 타고난 전신쇠약으로 항상 피곤하고 감기까지 자주 앓았다.

2년 이상 계속되는 병원 방문과 치료로 심신은 지쳐가는 중에 또 다시 찾아간 의원과 한의원에서 위궤양이라는 소견이 나왔다. 그래서 암포젤엠이라는 위궤양 약을 먹었지만, 그것도 여의치 않아서 급기야 죽을 먹어보기로 했다. 새파란 젊은 나이에 옆의 가족이 지독하다는 소리를 들어가면서 한 달간이나 죽을 먹기도 했지만 증세는 그대로인 채 나중엔 죽을 뜬 손가락이 벌벌 떨리는 것이 아닌가! 그래도 위가 궤양이니 고치려면 술, 매운 것, 신 것 등을 금하기도 하고, 온갖 쓴 약, 아픈 주사, 침도 집으로 사람이 와서 한 달 이상 맞기도 했다. 할 수 있는 모든 노력을 다 기울여지만 병은 나을 기미도 보이지 않고, 몸만 점점 더 쇠약해져가니 참담할 지경이었다. 신물이 나니 위산과다라 하여 위산과다 중심으로 치료도 해보았다. 가는 곳마다 병명과 처방이 다르니 도대체 뭘 어쩌란 말인가?

당시 내 일기장의 일부를 보면 그 점이 잘 나타나 있다. "돼지고기는 먹지 마시오. 닭고기도 먹지 마시오. 냉면도 먹어서는 안 되오. 굳은 음식은 안 됩니다. 청과물도 안 됩니다. 생배추도 안 됩니다. 성생활도 해당되지도 않지만 피하시오. 과로하면 안 됩니다. 술도 물론 안 돼요." 또 어떤 곳은 "가루 음식은 피하시오. 신 것, 매운 것, 짠 것은 안 되오." 그런데 또 어떤 의사는 "신 것을 많이 먹으시오. 사과 같은 것도 좋습니다." 또 어떤 곳은 "죽만 먹어야 하오." 반면에 위하수나 위 무력증으로 진단한 곳에서는 "소고기나 찹쌀밥, 우유는 좋습니다. 그러나 물은 한 홉 이상 먹지마라. 식후에는 누워 있는 게 좋다.”
또 어느 한의원은 “우유는 먹지 마라. 노란색 옷은 입지 마라(황달로
진단한 곳), 신경을 쓰지 마라. 밥을 많이 먹지 말고 하루 5번씩 나눠
먹어보라. 이 약이 좋다. 저 약이 좋다. 침을 맞아봐라.

컴프리를 먹어보라. 사주(뱀술)가 좋다. 뜸질을 해봐라. 휴양을 가
봐라. 정신 안정을 하라. 내 말대로 안 해서 그렇다. 신경성 병이다.
간이 나쁜 것 같다.”

이렇게 2~3년을 아프면서 온갖 방법을 다해보고, 여기 갔다가 저기
갔다가 갖은 약을 다 써봐도 안 되니 병원과 의사에 대한 신뢰심은
바닥으로 떨어져가고, 나중엔 병에 대한 강박관념이 생기고 말았다.

병의 노예랄까! 병의 노이로제랄까! 사람이 어떤 일에 거듭 실패하
다 보면 자신이 없어지는 것처럼 병을 고칠 수 있다는 자신감이 사라
지고, 병 낫기를 포기하게 되는 그런 현상이 생기고 말았다.

이런 약한 몸, 이런 증세, 이런 병이 내 것이려니 하는 상태가 되어
버린 듯 했다.

그 이후로는 어떤 약이나 어떤 방법을 사용해서 병이 조금 호전되
는 듯해도 이전이라면 ‘이젠 낫나 보다’ 했는데, 강박감이 생긴 후론
‘좀 좋아졌네, 이럴 리 없는데 좀 있으면 또 아프겠지’ 로 바뀐 것이
다. 아닌 게 아니라 좀 있으면 다시 아프고 하는 일이 거듭되다보니
간혹 좀 좋아지더라도 ‘이상하다. 좋아질 리가 없는데’ 로 고정되어
가서 결국 극심한 병의 강박관념에 속박되고 만 것이다. 아마 같은

병을 오래 겪은 분들은 이해하리라 믿는다.

이리하여 결국에는 일정한 증세와 병들이 있는 것이 정상이고, 병의 증상들이 없어지면 비정상인 생활 즉, 병이 아예 내 것이 된 생활이 이어지게 된 것이다.

지금 생각하면 너무나 안타깝고 무식한 과정이고, 생활이지만 당시로는 최선을 다했다고 느꼈다. 심지어 암이라고 자가 진단해 슬퍼하고 우울해 하면서 참담한 시간을 보내기도 했다.그런데 내 병의 공헌자(?)로서 빠뜨릴 수 없는 분이 계시는데 바로 내 어머니시다.

내 어머니로 말씀드리면 불과 28세에 청상과부가 되신 분으로 정말 새파란 젊은 나이에 자식 넷을 거느리고 갖은 고생을 하신 여기서 필설로 다 얘기할 수는 없지만 정말 훌륭하고 강한 분이시다. 다만 자식에 대한 사랑이 너무 지나치다 해야 할까! 그러다보니 자식에 대한 지나친 관심이 때론 자식에게 피해를 주는 결과를 가져 오기도 했다고 봐야 할 것이다.

처음 언급했듯이 '살찌는 약' 을 먹게 된 경위도 그러하고 그 후로도 내가 조금만 아파도 '어디가 아프냐? 병원에 가보자. 약 먹어라' 등 지나치게 내 병에 예민한 것이 내 병에 마이너스가 된 것은 사실이다. 그러나 나는 단 한 번도 내 병이나 내 시련이 어머니 때문이라고 생각하거나 원망한 적은 더구나 없다. 오히려 결과론적으로는 그 모든 질병과 시련과 고통들이 나를 키우고 강하게 하고 감정적, 정신적, 영적 성장을 가져다준 것에 감사한다.

앞에서 말했지만, 모든 시련은 축복의 한 형태다. 시련 없이는 제대로 된 인간이 될 수 없다고까지 감히 말할 수 있다. 다만 이 얘기를 하는 것은 조금 있다 결론지을 말들을 하기 위함이다.

이렇게 지병으로 안고 가게 된 병(증세)는 그 뒤로 거의 40년을 지고 다녔다. 이렇게 위장병을 소중히 안고 살아가는 중에 불면증이 오고 그 불면증 역시 다른 모든 사람들이 하는 것처럼 불면증 약으로 해결하려 했는데, 처음엔 조금 듣는 듯 했던 약이 곧 바로 효과가 사라지고 여러 가지 불쾌한 증상과 함께 원래 지병인 위장병까지 심해지는 듯하여 약을 끊기를 반복하고, 위장병처럼 이런 저런 방법을 쓰는 사이 불면증 역시 만성화 되어 40년을 이상을 소중히 품고 오는 지병이 되고 말았다.

또 그 뒤론 툭하면 감기에 걸리니 감기 고치려고 콘택600 같은 약을 다시 복용했으나 약간의 증상 완화로 그친 반면 원래 있던 위장병이나 불면증에는 오히려 마이너스였다. 어쨌든 시간이 흐르니 감기는 나았으나, 또 조금 지나면 감기에 다시 걸리고 다시 약을 먹는, 어리석은 짓거리를 계속하다보니 어느덧 감기도 내 것이 되어 아예 감기를 달고 사는 신세가 되었다.

이런 식으로 처음 위장병, 위하수(나중에 확실히 알게 된 병)로 시작한 병이 만성위무력증과 거기에 따르는 각종 증세들인 소화불량, 복부팽만감, 신트림이나 기타 증세들(아랫배 나오는 것은 병으로 여기지도 않았다), 게다가 어릴 때부터 있던 비후성비염에 만성불면증,

만성감기체질 그런 식으로 온갖 병들이 나를 사랑하여 하나씩 모여들기 시작하니 병들의 집합소쯤 되었다고 해야 할까! 뒤이어 약을 먹고 병이 시작되었을 때부터 짐작은 했지만 이젠 약을 넘어서 알코올만 먹어도 이상 증상이 나타나고, 점점 커피, 홍차, 녹차 등의 카페인 음료나 차는 모두 불면증을 초래했다. 이것 역시 병원에 아무리 가도 병명은 안 나오고 전부 '신경성' 아니면 '체질이 그렇다. 민감하다. 예민하다' 등의 자기 편한 소리들만 하고 실제적인 도움은 전혀 못되니 내 스스로 진단한 것이 '간의 독소 분해 결핍증' 이다. 특히 알코올과 카페인 그리고 약 등의 합성화학물질에 취약했다.

나중에 깨닫고 싫증나도록 경험하게 되지만 이 장애가 만성위장병 못지않게 평생을 따라다니며 고통을 준 악질적인 지병이고, 아직까지 고칠 수 없는 불치병이다. 단, 지금은 그 병을 고쳤다는 표현보다 극복했다는 표현이 맞을 것이다. 나 하기에 따라서 증세 없이 살 수 있으니 말이다.

어쨌든 이렇게 또 하나의 병을 추가하고 이어서 그런 식으로 만성요통을 달고 살게 되고, 무릎관절통, 간열(밤마다 간에서 뜨거움이 느껴지는 것)의 느낌은 고통이라기보다 곧 간이 타들어가서 간경화와 간암으로 발전할 것 같은 기분 나쁘고 두려운 느낌인데 안 겪은 분들은 말하지 마시라.

피부병! 이것 또한 어마어마한 고통이다. 지금 언급한 병들도 지긋지긋했지만, 피부병만으로도 죽고 싶은 적이 한두 번이 아니었다. 이러니 변비라든지 무좀, 비듬, 잔뇨감, 빈뇨, 고혈압(가족이나 남들은 깜짝 놀라기도 하고, 약 안 먹는 나를 이상하다고 했지만) 등은 나에게는 병 취급도 못 받는 작은병에 불과했다. 물론 고혈압 때문인지 나중엔 심장통으로 조금만 빨리 걷거나 오르막을 올라도 심장이 아픈 것은 사실 겁나고 고통스런 일이었다.

언젠가 한번은 갑자기 어지럽고 매스껍고 빙 돌아서 길에서 쓰러진 적도 있었다. 남들은 감기다, 신경통이다, 통풍이다, 어디 아프다 하면서 무슨 큰 병이라도 걸린 듯 여기 가고 저기 가면서 힘들고 어려워해도 내보기엔 병도 아닌 것을 어떡하랴! 심지어 무슨 암이라 해도 나는 차라리 그 암하고 내 병하고 바꾸자고 하고 싶은 심정이니 말해 뭣 하랴!

하여간에 위장병으로 시작된 병이 수십 가지의 종합 질병 세트로 포장된 것이다. 잠을 자다가는 보통 5~15번을 깨는데 그 이유도 각가지다. 잠이 안 와서, 발이 시려서(사실 발이 시려 고생하고 잠 못 잔 것도 거의 7년 정도다) 목 말라서, 소변 마려워서, 가려워서, 모기가 물어서, 허리가 아파서, 신경쇠약으로, 악몽으로 기타 등등 잠을 깨는 이유도 수없이 많았다.

어느 힘겨웠던 한 해(2006년경)는 아예 네댓 달을 잠 잔 기억이 없을 정도로, 잠자는 것은 고사하고 매일 멍하고 붕 떠 있는 상태로 내가 살았는지 죽었는지도 구별이 안 된 기간도 있다. 어떤 사람이 '특별한 병명도 없는데 그렇게나 아픈가' 라든지, 내 병을 미심쩍어 하는 사람들에게 내가 한 말 중 하나는 '당신이 나 같은 증세를 딱 3일만 겪어봐라. 아마 당장 죽고 싶을 거다' 불면증 한 가지만이라도 나처럼 3일만 경험해보면 살고 싶은 마음이 싹 달아날 것이다.

물론 내가 아무리 그렇게 말해도 상대는 까딱도 않지만, 하여간 내 병을 몰라주는 것도 마치 다른 하나의 괴로운 증세를 추가한 것 같은 고통이었다.여하튼 그 과정이 너무나 길고 힘들고 난해한 시련의 길이어서 일일이 다 기록하자면 그것만 해도 책 1권을 쓰고도 남을 것이다. 결국 나이는 들어 점점 더 쇠약해지고, 병들은 낫기는 커녕 겨우 버티거나 진전하거나 새로 생기거나 아주 심해져 가니 종국에는 오직 '죽는 것만이 길이다' 라는 생각이 들었다. 아니 실제로 얼마 못 살 것이라는 확신이 들기까지 했다. 그래서 마침내 유서까지 쓰고는 '하느님, 3년만 살게 해주세요' 라고 기도했다. 그러면서 이런 저런 노력을 해서인지 어느덧 훌쩍 3년이 지나고, 또 다시 '3년만 살게 해주세요' 라는 식으로 3번을 유서도 쓰고 기도도 했다.

사실 내가 지금 70세 가까이 살고 있다는 것만도 어쩌면 기적인지 모른다고 생각한다. 아니, 기적이라고 확신한다. 아울러 이렇게 산자의 세계에서 이러한 글 그것도 건강 장수를 위한 글을 쓰고 있다는 것이 너무나 감격스럽고, 믿기지 않는다.

이제 이 장을 끝맺기 위해 우리가 배워야 할 점들을 일차적으로 요약하기로 하자.

1. 내 병이 살찌는 약으로 시작된 것에서 볼 수 있듯이 모든 약은 독이다.

2. 병의 시작에서 피로하고 입맛 없는 증세를 약으로 병을 고치려 한 점, 10여 년을 수십 군데가 넘는 병원과 의원, 한의원을 헤맨 것, 병의 시작이 올바른 건강지식의 부족과, 약으로 병을 고치려고 한 것임을 감안해 볼 때 건강의 시작은 올바른 건강지식에서 시작됨을 확인할 수 있다.

3. 많은 의사들의 각각 다른 진단과 처방을 한 것에서 볼 수 있듯이 의사들은 우리가 생각하는 만큼 병에 대해 모른다는 것, 따라서 결코 자신의 병을 의사에게만 맡겨서는 안 됨을 배울 수 있다.

4. 부모의 자식에 대한 사랑과, 자식을 건강하게 키운다는 것은 별개다. 사랑만으로는 부족하고 반드시 지식이 동반된 사랑이어야 함을 알 수 있다.

이제 이어지는 병의 경험과 과정을 통해, 가능하면 질병별(증세)로 병의 발전과정, 증세의 이유, 내 치유법 등을 살펴보면서, 이 책에서 강조한 요점들이 왜 건강 장수의 진정한 해결책인지를 확신하게 될 것이다. 우선 지금까지 고려한 네 가지 법칙을 적용한 경험들을 살펴보고, 각 증세별로 5법칙을 적용한 것도 설명할 것이다.

2) 위장병, 위하수, 위와 장의 극심한, 무력증– 4가지 법칙으로 병을 다스리다

 이제부터 내가 수십 가지 병들을 증상(질병)별로 네 가지 법칙을 적용해 어떻게 대처하고 개선 내지 치유할 수 있었는지를 살펴보고자 마지막엔 5법칙을 적용한 방법을 고려하면 자연히 5법칙이 무엇인지를 알게 된다.

 병과 증세는 수십 가지이지만 이 책을 다 읽고 나면 수십 가지의 병의 시작이 결국 한곳으로 모이고, 수십 가지의 증세와 치료도 한 가지 방법임을 이해하고 확신 하게 될 것이다. 생자일체(살아 있는 자의 몸은 전부 하나)라는 말의 참뜻을 알 수 있다.

 우리 인체는 전부 연결되어 있다. 건강이 나빠지면 약한 곳부터 시작으로 전부가 나빠지고, 건강이 좋아지기 시작하면 역시 온 몸이 좋아진다는 원리다. 고로 현대의학이 병을 분류하여 내과, 이비인후과, 피부과 등으로 분류한 것 자체가 모순이다. 따라서 병을 분류해서 설명한다는 것 자체가 어렵지만 독자의 편의를 위하여 증상별로 나누어 설명해보기로 하자.

 우선 모든 병의 시발점이 된 위장병부터 살펴보자. 앞 장에서 병의 시작을 읽으신 독자는 처음 시작된 위장병의 증세가 도대체 무슨 병인지 궁금하실 것이고, 그렇게 많은 병원을 다녔는데도 왜 정확한 병명이 안 나오는지 무척 답답하셨을 것이다. 또 왜 그렇게 병을 빨리 고치지 못하는지에 대해서도 너무나 답답함을 느끼실 것이다. 근본적인 이유는 정확한 지식이 없기 때문이다.

병의 시작이 된 처음 병이 무슨 병인지에 대해서 알기 전에 왜 병원에서는 무슨 병인지를 빨리 알 수가 없는지부터 알아야 한다. 나뿐만 아니라 우리 주위에는 실제 뚜렷한 병명을 가진 환자보다도 소위 '미병'이라 하여 정확한 병명 없이 아픈 현대인들이 더 많은 실정이다. 그렇게 되는 주 이유 중 하나는 현대의학의 검진과 치료 방법, 즉 현대의학의 기초가 잘못되었기 때문이라고 밖에 말할 수 없다.

병은 크게 분류해 기질적 병과 기능적 병, 두 가지가 있다. 기질적 병은 인체 장기상의 기질적인 변화가 일어나 현대의학의 장비로 뚜렷이 볼 수가 있고, 그래서 병명으로 정해진 것들이다. 위장 하나로만 생각해도 위염, 위궤양, 위암, 역류성 식도염, 위하수 등 수많은 병명이 있다. 이런 것들은 검사상 나타나거나 무슨 수치 검사로 알 수가 있는 것들이다.

반면에 기능적 병이란 문자 그대로 장기의 외형상 아무런 문제가 없는데, 기능적으로 이상이 있는 것을 말한다. 이런 기능적인 병들은 검사로 잘 나타나지 않기 때문에 병원에서는 '아무런 이상이 없습니다' 라고 말한다. 그래도 계속 통증을 호소하면, 흔히 자주 하는 말 중에 '신경성병' 이란 진단이 나온다. 나 역시 병원에서 받은 많은 진단 중에는 '신경성 위장병', '신경성 심장병' 이라는 말과, 그냥 단순히 "신경성입니다"라거나 심지어 정신과에 가보라는 말까지 들었다.

즉 현대의학은 장기 상 문제가 없으면 병이 없다고 하거나 신경성으로 진단한다. 그러기 때문에 아무리 검사를 받아도 병명이 나오지 않는다.

여기서 현대의학의 아이러니 중 한 가지가 밝혀지는데 그들은 '대중의학' 으로 증세에 대처하는 즉 증상 자체를 병으로 보고 증세를 없애는 치료를 한다고 배웠다. 그래놓고는 실제 치료 시는 아무리 증세가 있어도 검사 상 기질적인 변화가 없으면 병으로 인정하지 않는 자기모순을 범하고 있는 것이다. 아무튼 병명은 없는데 환자 본인은 아프고, 괴로운 것이 문제다.

그렇다면 우리는 이러한 기능적인 병, 현대의학에서는 미병이라는 것에 어떻게 대처해야 하는가? 현대의학은 기질적인 병만을 병으로 취급하기 때문에, 어떻게 보면 병 나기를 기다리는 심술궂은 장사꾼과 진배없다. 먹이가 힘 빠져 쓰러지기만을 기다리는 맹수와 다름없다. 인류가 건강 장수하기 위해서는 예방의학과 자연치유력으로 치료하는 자연의학, 건강 장수를 교육하는 전문기관이 발전해야 하는데 현실은 그렇지 못한 것이 안타까울 뿐이다.

　고로 이러한 현실에 대처하는 유일한 방법은 대증의학인 현대의학의 잘못된 방법이 아니라, 증상 즉 요법에 따라야 하는 것이다. 쉽게 말해 **몸의 증상 즉 신호에 따라가면 되는 것**이다. 이 점은 굉장히 중요하고 앞으로도 지속적으로 살펴봐야 하는 건강 장수의 핵심 원칙이다.

　다시 원래 얘기로 돌아가서 내 병이 무엇이었느냐 하며는 수없이 진단받은 여러 병명 중에 위하수와 그로 인한 (소화불량, 위무력증)이 유일하게 정확한 병명이었음을 나중에야 알았다. 물론 다른 병명들도 부분적으로 맞는 말도 있었겠지만, 정확한 것이 아니었다. 그리고 위하수란 병명을 알았을 때도, 나 자신 그런 병이 나처럼의 증상을 유발하는지와 그렇게 쉽게 낫지 않는 병이라는 점이나, 제반 사항을 두루 볼 수 있는 지식과 경험이 없었던 관계로 제대로 대처하지 못하고 수많은 크고 힘든 병과 증상들을 키워왔다고 볼 수 있다.

　지금이라면 초기의 위하수나 위기능 장애라면 한두 달 정도의 소식과 운동이면 충분히 해결될 수도 있는 일이 아니었을 까라고 생각되기도 한다. 그리고 병원에서는 병명도 제대로 파악 못 하니 속히 고치지 못한 것은 당연한 일이고, 병명을 알았다 하더라도 증세만을 없애는 방법으로는 병을 더 키울 수밖에 없을 것이다.

　생각해보시라. 위가 아래로 처져 있는데 무슨 약이 그것을 올려주겠나? 소식 등의 식이법과 운동밖에 더 있겠는가?

　아무튼 그렇게 위장병을 고치지 못하는 상태에서 원래 먼저 있던 비후성 비염과, 약을 먹기 시작하면서 찾아온 20대 초반부터의 불면 등 각종 증상들이 하나씩 증가하기 시작했다. 거기다 수많은 병, 의원과 한의원 등에서의 각종 병명과 각기 다른 처방들이 나오면서 당시 건강지식에는 백지이고 문외한인 사람으로는 제대로 대처하지 못하고 갈팡질팡 오락가락한 것은 어쩌면 당연한 것이었는지도 모른다.

그렇게 여러 가지 증상으로 고통 받는 가운데 나타난 또 다른 병과 증상들 중에는 간 기능 장애도 있는데 어쩌면 이 장애가 위장병과 더불어 평생을 괴롭힌 내 병의 양대 산맥이라고 할 수 있겠다. 물론 이 병 혹은 기능 장애는 그때 발병했다기보다 나타났다고 표현함이 정확할 것이다. 왜냐하면 약한 기능으로 자리 잡고 있던 것이, 어떤 계기로 나타났다는 말이다. 같은 의미에서 언제부터인지도 모르게 붙어 다닌 본태성고혈압도 뺄 수 없겠다. 내 근시도 초등 저학년에 칠판의 글이 잘 안보이기 시작하면서 발견된 것과 같은 맥락일 것이다.

대부분 사람들은 태어나면서 가지고 있는 각자의 약함이 나이 들면서 고개를 내미는 경우가 많다. 이처럼 근시나 본태성고혈압 또는 태어날 때부터나 아주 어릴 때부터 나타난 병일수록 고치기 불가능하거나 어렵다고 보면 될 것 같다. 내 경우도 18세 이후 발병한 위장병도 너무 오래 잘못 대처한 까닭으로 완전히 고치진 못하고 현실에 적응해 나간다고 할까? 그러니 그보다 더 전인 아주 어릴 때부터 잠재되어 있었던 것이나, 그렇게 추산되는 근시나 본태성고혈압, 알코올 및 카페인 분해효소가 부족한 간 기능 장애 등은 아직도 고치지 못했거나, 고치기 힘들거나, 고칠 수 없는 것들이라고 생각된다.

수십 년이 흐른 지금에 와서 되돌아보면 쉽게 고칠 수도 있는 병이었다고 말할 수도 있겠지만, 정작 증세로 고통 받은 수십 년 동안은 너무도 어려운 병이었고, 고통과 시련을 준 원흉이었다.

이글을 보는 많은 만성병 환우나 난치병 환우들은 '별것 아닌 병이었구먼! 하고는 자신이 받은 엄청난 큰 병명이나. 시한부 판정을 받은 것 등을 근거로 내 여러 증상과 병들을 가볍게 여기거나, '본인과는 비교도 안 되는 작은 병이었구먼' 이라고 여겨 배우려 하지 않으실지 모르지만, 절대 그래선 안 된다.

이 책을 통해 질병에 정확한 지식과 이치를 깨닫게 되면 본인 역시 결국 얼마나 작은 습관과 작은 병이 자신을 괴롭혔고, 작은 시발점으로 해서 현재의 중환자로, 시한부환자로 죽을병까지 이르렀는지 알게 될 것이다. 이 세상엔 정말로 큰 병도 없고, 정말로 죽을병도 없다. 오직 잘못된 생활습관, 잘못된 건강습관, 잘못된 식습관이 있을 뿐이다.

다시 위장병으로 가서 논의해 본다면, 한마디로 무척 까다롭고 어려운 병이다. 물론 급성병이나 발병 후 시간이 많이 흐르지 않은 병은 비교적 쉽게 고칠 수도 있겠지만, 일단 만성병으로 오랜 시간이 경과했다면 이야기가 달라진다. 특히 위하수에 위 무력이나, 장 무력으로 수십 년이 흘렀다면 거의 불치병에 가깝다고 해도 과언이 아니다.

내 경우는 살찌는 약을 먹어서 발생한 위하수를 이유여하를 무론하고 수십 년을 키우고 방치한 까닭에 평생을 고생한 것이다. 나중엔 어느 정도의 현상이 되었냐 하며는 항상 배부른 느낌이나, 복부의 답답함, 변비나 설사, 아랫배가 십대 후반부터 나온 것은 기본이고 종국엔 내 밥공기가 간장종지기일 정도로 조금 먹었는데 그것도 하루 두 번을 채 먹지 못할 정도이니, 하루 종일 먹는 양이 작은 한 공기가 채 되지 않을 정도였다.

한번은 끼니가 되어 식사를 하는데 불과 두어 수저 먹었는데 음식이 목까지 찬 듯한 느낌이 와서 토하는 일이 잦아졌다. 그야말로 식사를 할 수가 없을 정도였다. 위하수, 위무력증이 왜 단순한 병이 아닌지는 전문가의 글에서 많이 발견할 수 있는데 그중 한 가지를 인용하면 다음과 같다.

'위에서 소화되지 않은 음식물은 소장과 대장으로 가도 장 운동을 제대로 시킬 수 없게 됨. 영양 흡수가 되지 않고 배가 차가워지면서 수면을 유도하는 부교감신경을 끌어올리지 못함. 이 점이 불면의 원인임. 소화가 안 되니 부드러운 음식, 달콤한 음식, 밥보다 과일이나 음료 등 의존함. 이리하여 다시 다른 병들도 물고 옴. 수면제를 복용하면 더 큰 질병으로 발전되고 삶의 질은 더 떨어진다.'

이처럼 위기능이 저하된다는 것은 단순히 음식이 좀 소화가 안 된다는 식의 안일한 문제가 아니다. 내 경우는 위와 장의 기능 장애가 몇 십 년 되어 거의 마비 상태가 되었다고 보면 될 것이다. 그에 비해 급성위염이나 급성위궤양은 얼마간의 식이요법으로 비교적 단기간에 고칠 수도 있다. 그 점은 앞으로 살펴보겠지만 위염이나 위궤양이나 심지어 위암이라도 자연요법의 치료법은 매우 비슷하다. 아무튼 만성이 된 병은 다 어렵듯이 만성 위장병 역시 무척 까다롭다. 그 점을 잘 설명한 것으로 어느 인터넷에 들어가니 이런 말이 나온다.

'위장 질환은 현대의학이 발달했다 해도 한번 발생하면 완치가 어렵기 때문에 자신이 이겨내지 못하면 **한평생** 고생하게 됩니다. 만성이 되면 합병증이 잘 나타나서 치유가 더욱 힘들게 됩니다. 특히 위장병은 **병원에서 낫게 해주는 것이 아니라 자기 스스로 치유해야** 합니다.' 그러니 무슨 병이든 만성이 되지 않도록 주의해야 한다.

내 병이 이토록 만성이 된 데에는 다음과 같은 여러 가지 원인이 결합된 탓이다.

1. 환자의 무지

2. 현대의학의 대증요법,

3. 정확한 지식에 근거하지 않은 부모와 주위 사람들의 지나친 간섭

4. 사람들과 어울려 사회생활 해야 하는 주위 환경

5. (꼭 짚고 넘어가야 할 사항) 당시 만났던 많은 의사들의 잘못된 진단과 처방

마지막 원인과 관련된 결정적인 한 가지는 발병 후 약 2년 후(20세 정도)에 주위 선배의 소개로 만났던 부산대학병원의 권위 있는 의사였다. 당시 나는 오랜 투병으로 이미 심신이 지쳐 있었고 몸무게는 20대 초반임에도 본래 약 53킬로그램이던 것이 47킬로그램까지 줄어 있었고 뼈는 앙상하고 볼은 쑥 들어가고 볼품없었다. 어머니와 함께 이전 병원들에서 받은 진찰기록들을 가지고 첫 대면한 그분의 첫마디는 "당신 전형적으로 아플 타입입니다"였다. 별로 신나는 소리는 아니었지만 어느 정도는 맞는 말이었고, 그분이 이름 있는 분인데다 잔뜩 기대를 가지고 갔기에 이어지는 다른 여러 가지 말과 행동의 시원하고 명쾌한 처방이 나를 사로잡았다.

이를테면 함께하신 어머니께 "아들 병은 아주머니 때문입니다"라고 호되게 꾸짖고는 나더러 "당신 병 낫고 싶소?"라고 하는 게 아닌가? 그래서 나는 당연히 그렇다고 하니 "그럼 내 시키는 대로 하시오" 하면서 "이제부터 먹고 싶은 것 다 먹고, 하고 싶은 것 다 하시오. 그러면 병은 저절로 나을거요"라는 게 아닌가!

너무 시원한 말씀에 의구심이 없었던 것은 아니었지만 일단 내가 듣고 싶었던 말이라 기쁘기도 했다. 어머니가 "진찰비는?" 하고 물으시니 "그런 돈 있으면 가다가 떡 사 잡수세요"라는 등의 말과 행동이 나에게 감사와 신뢰를 주었다.

그래서 바로 나오는 길에 평소 먹고 싶었던 갈비탕과 정종을 한잔 했다. 그러면서 '리브락스' 라는 신경안정제를 추천했다. 매우 감사하고 명쾌한 처방인 것은 맞지만 결과론적으로는 그것이 내 병을 고치는 전부가 아닌 것이 문제였다.

그 일 후 그동안 자제했던 술도 먹고, 약간의 과식도 하면서 그분 말씀대로 하고 싶은 대로 하려고 노력했다. 그동안 오랜 투병으로 병에 대한 강박관념과 건강염려증에 시달려온지라 이제는 그만 벗어나고 싶었고, 그래서 무조건 병을 무시하기로 했다. 여전히 복무팽만감에 소화불량, 신트림이 계속 올라오고, 명치 끝이나 배가 아픈 때도 있었지만 무조건 무시했다. '나는 병이 없다. 단지 신경성일 뿐이다'라고 수없이 되뇌면서 수많은 몸의 신호를 무시한 것이다. 그때는 다른 온갖 방법들을 다 해본지라 다른 방법이 없다고도 생각했다.

그런데 지나고 본즉 그러한 인식과 생활이 내 병을 만성화시키는데 지대한 공헌을 했음이 분명하다. 그 증거는 그 후로 40년이 지나도록 위장병을 고치기는 고사하고 다른 수십 가지 병을 함께 업고 가게 했으니 말이다.

무엇이 문제였던가? 한마디로 **지식 부족이다.** 내 지식 부족, 의사의 지식 부족, 내 병을 내가 내 병을 고치려 하지 않고 의사의 처방만 믿고 따르려 한 점이다. 끊임없이 보내오는 **내 몸의 신호(증상)를 무시한 것 등이 문제**였다.

내 병은 그렇게 단순한 것이 아니었다. 더욱이 내 병은 복합적이었다. 게다가 위장병만을 보더라도 밝혀진 지금의 지식으로 비춰봤을 때 처방이 잘못된 것이다. 먹고 싶은 대로 먹고, 하고 싶은 대로 하면 되는 단순한 신경성 병이 아닌 것이었다. 그러므로 신경안정제를 처방해준 것은 내겐 전혀 맞지 않고 도리어 병을 키우는 처방이라 할 수 있다.

무엇보다 이 책의 주요 자연치유법 중의 하나인 '증상 따라가기' 가 아닌, 다시 말해 몸의 신호(소화불량, 신트림, 복부팽만감, 명치 끝 답답함 등)를 완전 무시하는 미련한 방법이었던 것이다. 참으로 어리석은 세월이었다. 그러나 지금의 나는 그런 세월들을 후회하지 않는다. 비록 먼 훗날이긴 하지만 그 모든 것들이 내가 이런 경험과 글들을 쓰게 하기 위한 밑거름이고 발판이었다고 생각하면서 그 지독한 오랜 세월의 투병과 시련, 사투까지도 고마워한다. 진정으로.

실천만이 살 길이다

실천만이 내 몸을 지키는 최선의 방법

'시작이 반이다' 라는 말이 있듯이 '병을 고쳐야겠다' , '고칠 수 있다' , '건강해져야겠다' , '나도 건강할 수 있다' 하고 결심하고 다짐하고 의지를 다지는 것이 절반인 50퍼센트에 도달하는 길이다. 포기하거나, 가벼이 여기지 마시라. 결심을 다지는 것은 대단히 중요한 첫걸음이다. 결심을 해야 행동을 낳는다.

1법칙 실천 : 건강하게 장수하겠다고 결심하기

자, 그러면 이제 결론을 내어보자. 나는 약 46년 된 위하수와 위 무력증, 장 무력증 등의 위 기능 장애를 어떻게 극복했고 대처하고 있나? 한마디로 이 책에서 말한 다섯 가지 법칙을 적용하여 대처해 왔다.

여기서 제5법칙을 구체적으로 언급을 드리지 않고, 5가지 실천편을 먼저 진행하는 것은 필자가 병의 치유과정에서 4가지 법칙만을 우선 실천하다가 나중에 5법칙을 추가했기 때문이다. 다음 Part 2에서 5법칙을 자세히 살펴보기로 하자.

그러면 앞으로의 다른 증상들도 그렇게 하겠지만 모든 증상들을 우리가 앞에서 고려한 건강 장수의 네 가지 방법과 Part 2에서 다룰 5번째 법칙을 적용하여 치유 및 개선해보기로 하자.

먼저 첫 번째 법칙은 건강 장수를 위한 결심이다. 다른 분들도 그런 분이 많겠지만, 나 역시 내 수많은 병에 압도되어 헤매고 헤매다가 병 낫기를 포기하고 하루하루 버티는 삶이 이어지다가 생계 문제(특히 2000~2010년 사이는 개인적으로 파산하다시피 하여 경제적으로 무척 쪼들려 사업에 얽매여 있었다), 가정문제, 개인문제 등으로 내 몸의 병에 대해서조차 제대로 신경 쓸 겨를이 없었다. 그런 시절도 합하면 십수 년은 되리라. 그러다 보니 점점 늘어가는 온갖 증세를 감내하면서 그야말로 때론 하루가 여삼추로 힘든 기간이 이어졌다.

그런 많은 증세 속에서도 그나마 살아 있게 해준 것은 1978년부터 일절 약이란 약은 먹지 않은 것이라든지, 중간 중간에 읽은 건강 책 속의 소식법이나 운동법 등의 건강법들을 두서없이 실천했기 때문이리라. 그러고 보면 건강을 위해 이것저것을 많이 하고 많이 먹기도 한 것 같다. 결국 지금 생각해보면 전부가 임시 땜질이고 임시 조치라고 봐야 할 것이다. 10년 이상 온갖 방법을 쓰다가 완전히 병 낫는 것을 포기한 그 후의 약 30년 세월이었다. 아마 1978년 이후로도 계속 약을 먹고 대중의학에 의존했더라면 60세가 아니라 40~50세 정도에 죽었을 것이라고 생각된다.

2005년경부터는 병의 절정에 올라 기존 위장병에 더해 그다음으로 발병한 불면도 심해져 잤는지 안 잤는지 모를 세월을 약 4개월 보냈다. 발까지 시려서 보통 하룻밤 5번에서 20번을 깨고, 코는 막혀 숨쉬기가 어려울 정도가 되고, 엉덩이 가려움증으로 엉덩이가 항상 가렵고 간지러워 시커멓게 되었다. 낮에도 가렵고, 만성요통에다 혈압은 190까지 올라 어지럼증과 뒷머리에 뭔가 올라오는 증상 그리고 나중엔 고혈압 때문인지는 몰라도 심장통증으로 조금만 빨리 걷거나 오르막을 걸으면 심장이 조이고 아팠다.

간 부위에는 미열이 있어서 누울 때마다 불쾌하고 겁이 났다. 만성 변비와 참기 어려운 무좀의 가려움이나, 극심한 비듬으로 두피가 항상 가렵고, 소변은 잔뇨에 빈뇨, 소변 굵기는 실오라기 같고, 무릎관절에, 감기도 한번 앓으면 그 고통이 일반인보다 몇 배로 강렬했다. 도대체 살았는지, 산다고 할 수 있는지 이리저리 가족이나 친구들에게 하소연해도 특별한 병명이 없는데다 항상 아픈 사람이라는 인식이 배겨 허공에 메아리칠 뿐이었다. 이러니 우울하지 않을 수 없었고, 항상 멍하고, 대인관계에서도 기쁨을 찾지 못했다.

더욱이 그 무렵에 경제적인 문제도 겹쳐 항상 살았던 아파트 생활을 청산하고 주택에 전세살이를 하게 되니, 겨울엔 엄청 춥고, 여름엔 왜 또 그리 더운지, 나이는 들고 소위 말하면 망했으니, 어찌 복구하리! 그야말로 인생의 겨울이었다. 엎친 데 덮친 격으로 자녀 문제와 노모를 모셔야 하는 상황에서 벌어지는 가정 문제 등 '차라리 죽는 것이 낫겠다' 라는 마음은 떠나질 않았다.

그렇게 극심한 복합적인 시련이 겹치니 죽는다는 것이 점점 가까이 느껴지고 친근하게 다가와 '죽음의 행복' 이란 말까지 만들어냈다. '죽음의 행복!' 그것은 삶보다 죽음이 더 행복하겠다는 강렬한 심장의 외침이었다.

20대 초반에 읽은 책에서 영감 받아 강렬히 실천하고 살아온 문구

‘당신이 할 수 있다고 생각하면 당신도 할 수 있다(you can if you think you can)’를 생활의 지표로 삼아온지라 모든 일에 항상 최선을 다하려 노력했다. 중국어, 힌디어도 수년간씩 배우고, 특히 오랫동안 삶의 중심이 되어준 성서는 부지런히 공부했다.

따라서 나름대로 이런 방법, 저런 방법을 사용하면서 최선을 다하니 조금 나아지는 듯도 하여 어느 날 마침내 ‘이렇게 살다 이대로 죽을 수는 없다. 내 병을 고쳐야겠다. 아니 고칠 수 있다’라고 결심한 것이 치유의 첫걸음이었다.

내 온갖 증세와 아픔에 익숙한 삶에서 벗어날 수는 없을까! 건강한 삶을 포기하고, 건강은 내게 불가능하다는 패러다임을 바꾸고 싶었다. 어쨌든 병 고침의 시작은 건강해져야겠다는 결심, 나중에는 더 욕심 부려 건강한 장수를 위한 결심을 하기에 이른 것이 주효했다고 할까! 발병 40년이 넘은 60세 이후에, 너무 늦게 결심한 것은 지금도 아쉽지만, 그렇게라도 결심한 것은 내 인생의 전환점이었고 반전의 계기였다.

그렇게 결심하고, 수십 년간 건강에 대해 자포자기하고 있었던 부정적인 사고를 바꾸면서 다시 여러 건강 책들을 접해보니 많은 책의 경험에 등장하는 암 환자들이 심지어 시한부 생명이란 선고를 받고도 살아남은 것은 첫째가 ‘살고자 하는 의지’였다.

그 어떤 죽을병이든 아무리 오래된 만성병이라도 치유의 첫걸음은

'고쳐야겠다, 고칠 수 있다, 살 수 있다, 낫고야 말겠다' 라는 의지와 결심 그리고 확신이다.

'시작이 반이다' 라는 말이 있듯이 '병을 고쳐야겠다', '고칠 수 있다', '건강해져야겠다', '나도 건강할 수 있다' 하고 결심하고 다짐하고 의지를 다지는 것이 절반인 50퍼센트에 도달하는 길이다. 포기하거나, 가벼이 여기지 마시라. 결심을 다지는 것은 대단히 중요한 첫걸음이다. 결심을 해야 행동을 낳는다.

2법칙 실천 :
건강 지식
적용하기

두 번째 법칙은 '건강 지식을 습득하고 적용하라' 다. 책이나 인터넷을 통해 자신의 병에 대해 공부하고, 고칠 방법을 찾아야 한다. 나 역시 이전에도 많은 책들을 보았지만 그 후 25년 이상을 포기하고 살다가 일단 다시 건강해지기로 결심한 이후부터는 본격적으로 건강지식을 섭렵하기 시작했다.

좋은 책들은 본문에서도 인용, 소개하기도 하겠지만, 이 책의 말미에서 비교적 상세히 소개하겠다. 많은 건강 책들은 목적이 특정 건강 요법을 설명하거나 특정식품이나 기구, 또는 특정 병원이나 요양소를 소개하는 경우가 많은데 비해, 이 책의 목적 중 하나는 바로 그런 특정 건강방법을 소개한 책 자체를 많이 보도록 권장하는 것이다.

계속 강조하겠지만, 아예 건강 책을 보는 것을 하나의 취미로 삼도록 강력히 권장한다. 몸에 좋은 보약 한 첩 사먹어도 몇 십만 원 하기도 하고, 큰 병 나서 치료하다보면 돈이 물같이 나가는데, 책은 단지

10만 원 정도만 투자해도 10권 이상 살 수 있다. 건강 책 10권이 나중에 건강 장수 챙기고 수천만 원, 수억 원을 절약할 수도 있을 것이라고 장담한다.

지식에는 두 가지 종류가 있다.

1. 누구에게나 필요하고 적용되는 기본 지식 (절대 법칙)

2. 어떤 사람에게만 해당하거나, 이럴 수도 있고 저럴 수도 있는 지식 혹은 의사나 전문가마다 의견이 다른 지식 등 수많은 전문적, 세부적 지식

위의 둘째 항목의 전문적 지식은 법칙 5에 해당하여 건강 장수 100세를 나아갈 때 필요하다. 여기 건강 장수를 위한 2법칙에서 말하는 지식은 바로 첫째 항목의 기본 지식을 말한다. 그러니까 두 번째 열쇠는 '건강에는 건강지식이 필수적임을 아는 것'이다. 많고 깊은 지식들을 섭렵하기 전에 우선 기본 지식을 여기서 알려주는 것은 필수적이기도 하거니와 처음 건강 공부를 할 때는 이 기본 지식을 깨닫는 것이 어쩌면 더 어려울 수 있기 때문이다.

사실 많은 건강 책들은 가장 중요하고 필수적인 기본 지식보다도 전문적이고 방대한 세부 지식에 집중한다. 전문용어와 외국어 등으로 어떤 땐 건강지식 자체가 스트레스가 되겠다는 생각이 들기도 했다. 따라서 더러 건강 책들을 읽어도 정작 필요한 기본 지식을 깨닫지 못하니, 수박 겉 핥기 식의 공부가 되고, 건강 지식을 어렵게 인식하여 의사나 약에만 의존하게 하는 한 요인이라 생각한다. 그러다

보니 건강 공부를 안하는 사람은 말할 것도 없고, 공부를 하는 사람도 기본 지식을 깨달아 체험하기도 전에 갈 데까지 가버리고 마는 경우가 허다하다. 그래서 어떤 건강 책을 읽느냐 하는 것도 매우 중요하다.

다시 한 번 기본 지식을 상기해보자.

기본 건강 지식을 아는 것이 병을 치유하는데 일익을 담당하는가? 몸에서 보내는 온갖 증세가 몸 자체를 살리려는 신호임을 확신했기에, 모든 증세를 자연적인 방법으로 고치려 힘을 기울였기 때문이다. 내 몸의 그 어떤 증상에 대해서도 약 등의 인위적인 방법이 아니라 자연적인 방법을 사용하려 노력했다. 이것은 상당히 큰 변화이고, 실천하기도 그리 만만한 것은 아니다. 그러나 2법칙만으론 단지 건강 장수 목표의 60퍼센트에 다가간 것에 불과했다. 3법칙, 4법칙이 따라와야 했다.

3법칙 실천 :
모든 약에는
독이 있음을 알자

3법칙은 '모든 합성화학물질(특히, 약)은 독이다' 이다. 이 법칙과 두 번째인 건강 기본 지식(모든 증상은 몸 자체의 치유법이다)은 1978~1982년부터 이미 실천하고 있었다고 말씀드렸다. 그런데 3법칙에는 약만이 아니라 모든 인공 합성물질이라는 게 걸림돌이었다. 보통 사람들은 약 한 가지만 피해도 건강에 엄청난 플러스 효과를 누리겠지만 내 경우는 달랐다.

앞서 언급한 내 또 다른 건강 문제인 '간의 독소 분해 결핍증' 이 있기 때문이다. 이것을 거의 완벽하게 실천하는 데에는 약을 끊은 후로도 거의 30년이 더 지난 2010년경에야 이뤄졌다.

그리고 그 때는 건강 장수를 위한 결심이 확립된 때이기도 하다. 왜 그토록 늦춰졌는가?

우리가 어떤 사실을 단순히 아는 것과, 확신하는 것은 전혀 다르다. 아울러 아는 것과 실천하는 것 역시 전혀 다르다. 또한 한두 번 실천하다는 것과 습관으로 만들어 내 것으로 만드는 것도 전혀 다르다. 사람들이 자신이 아는 것만이라도 실천하고 산다면 이세상이 얼마나 달라지겠는가!

한 예로 발병 후 약 8년이 흐른 1976년경 여전히 온갖 병중을 반쯤 눈감고 헤엄치고 살던 시절, 당시 영양제로 명성이 있던 '에비오제'와 '비나폴로' 등을 섭취했다.

그중에도 비나폴로의 위력은 대단했다. 단 하루 이틀을 섭취했는데 밥맛은 물론이고 엄청나던 피로감이 다 사라진 것이다.

나에겐 거의 마약 수준이라고 할까! 밤 11시 취침해서 아침 8시까지 9시간을 자도 넘쳐나던 피로가 다 어디로 갔나? 곧 밤 12시에 취침해서 아침 7시까지 7시간을 자도 피곤하지가 않고, 다시 새벽 1시에 취침해서 아침 6시까지 5시간만 자도 피로하지 않았다.

영양제를 먹고 정말 건강해져서 그런 거라면 이것이 기적이 아니고 무엇인가?

그렇게 불과 보름이나 지났을까! 하루는 양팔을 좌우로 흔드는 운동을 하는데 가슴에서 쇳가루가 흐르는 것 같은 이상한 소리가 나는 것이 아닌가? '이게 뭔 소리지?' 하고 다시 흔들어봐도 하여튼 아주 무겁고 불길하고 생전 처음 겪어보는 섬뜩한 소리가 났다. 그리고 며칠 후 갑자기 가슴 쪽에서 아주 뜨끈한 감각이 전해져 왔다.

아주 불쾌하고 겁이 덜컥 나기도 하는 처음 겪는 무서운 증상이었다. 그러면서도 미련하게 다시 비나폴로를 물로 삼키려 하는데 '우웩' 하면서 극심한 토기가 왔다. 그제야 이 모든 현상이 '혹시 영양제 때문인가?' 라는 직감이 오면서 당장 섭취를 중지했다.

'이거 무슨 새로운 병이 왔구나' 싶어 병원에 가서 진단을 받으니 '신경성 심장병' 이라고 했다. 내 증상은 심장에 엄청난 과부하가 걸린 것인데 현대의학은 이런 것을 병으로 취급하지 않는다. 더 심해져서 기질상 변화가 일어나든지 심근경색 등으로 쓰러지든지 죽든지 해야 비로소 병자로 취급 받을 수 있다. 그러곤 그때 가면 '너무 늦었습니다' 라고 말할 것이다.

어쨌든 당시는 신경성이라 하든 뭐라 하든 증세를 마냥 무시할 수는 없기에 다시 '구심' 이 좋다고들 하여 사먹었다. 구심은 자연물이고, 부작용이 없다고 하기에 먹었다. 비나폴로 같은 심한 부작용은 없었지만 증세 개선에 전혀 도움이 되진 못했다. 이런 상황을 지금의 지식으로 표현하자면 '듣는 약은 모두 독이고, 듣지 않는 약은 그저 심심풀이에 불과하다' 는 유명한 말로 대신할 수 있겠다.

그 후 읽은 《자연건강백과》라는 책에서 뉴욕외과대학의 아론조 클라크 박사는 이렇게 말했다.

"우리가 쓰는 약은 하나같이 독물이어서 복용할 때마다 환자의 활력을 깎아내린다. 의사들은 잘해보겠다는 열의 때문에 도리어 심한 해를 주고 있다. 자연에 맡겨두면 회복되리라 생각되는 많은 사람과 의사들은 서둘러 묘지로 보내고 있다."

또한 미국의 의사 윌리암 세킨은 "대다수의 사망자는 병사가 아니라, 의사한테 살해를 당하고 있다."라고까지 표현했다.

내 10년간의 약 복용 경험은 이 말들이 결코 과장이 아니라, 오히려 더 강력하게 표현해야 한다고 말하고 싶다. 이런 식으로 10년간 복용한 약의 종류는 무수하다. 수면제, 감기약, '프로헤파룸, 네오헤파론, 치옥탄에스' 등의 간장약, 위장약, 소화제, '비나폴로, 에비오제' 등의 영양제, 각종한약제 등을 먹었지만 단 한 가지도 진정 내 몸과 병에 도움을 주지 못하고, 점점 더 병을 만성화시키고 심화시켰다. 물론 약을 상복해도 별다른 부작용을 느끼지 못하는 사람들도 부지기수다. 그런 사람들은 약의 부작용을 흡수할 체력이 있기 때문에 부작용은 느끼지 못하고 증세만 없어지니 계속 약을 먹게 되는 한 요인이 되기도 한다.

그러나 담배를 수십년을 피워도 별 부작용 없이 오히려 피울 때마다 스트레스가 해소되고 기분이 좋은 사람도 수없이 많은 것과 동일하다. 그렇다고 해로운 담배가 유익한 물질로 변하는 것은 아니다. 여전히 담배의 독은 몸에 쌓이고 있을 것이다. 약도 그렇다고 보면 된다.이런 확신은 내가 내 몸에 직접 임상 실험하듯 겪은 경험, 많은 책 속의 의사와 전문가의 말을 통해 가지게 되었다.

심지어 약국에 근무한 적이 있던 한 친구는 "내 자신이 약국에 근무해보니 약사일수록 더 약을 안 먹더라"라는 말을 했다. 이런 주위의 증언은 귀만 기울이면 무수히 들을 수 있다.

이처럼 '모든 약은 독이다' 라는 규칙을 세운 뒤 약 40년 동안 잘 지켜왔지만 그래도 세 번째 법칙을 지키는 데는 부족한 것이 있었으니, 그 이유는 모든 합성화학물질에는 약만 있는 것이 아니라는 점이다.

보통 사람들은 그냥 약만 먹지 않으면 되지만, 사람에 따라서는 '모든 약' 이란 말 대신에 '모든 합성화학물질(여기는 약뿐만 아니라 담배나, 알코올, 기타인공물질)' 이 되어야 한다. 내 경우는 술을 먹어도 약 먹은 것과 동일한 증상이 나타난다. 약과 알코올뿐 아니라 커피나 홍차, 녹차 같은 모든 카페인 음료나 식품도 약이나 술 정도의 강도는 아니지만 동일하게 위장과 수면 기능에 지대한 영향을 미친다. 내 경우는 그것을 더 넘어서 '알코올 및 카페인 분해효소 결핍' 의 간 기능 장애로 인하여 약, 알코올, 커피, 홍차, 녹차와 심지어 콜라, 코코아, 초콜릿까지 각종 카페인 함유식품을 금해야 했다.

간 기능에 영향을 주는 것들은 위장 기능에도 영향을 준다. 이 점이 내 증상을 해소하는 데에 수십 년이란 긴 시간이 소요된 이유이기도 하다. 이렇게 3법칙을 1982년 시작해서 시행착오를 수없이 반복하다가 드디어 2008년경 결심과 함께 술, 커피, 홍차, 녹차, 콜라 등의 각종 카페인 음료, 코코아나 초콜릿 같은 것도 아주 조금을 제외하고는 먹지 않는 단계를 완성했다. 지금은 각종 청량음료나 과자 등도 피한다.

하여간 인공적인 것은 가능한 한 멀리 하는 삶을 살고 있다. 이 글을 보시는 분들은 은근히 걱정하시면서 '뭐가 그리 까다로운가! 그 모든 걸 어떻게 지켜?' 라며 너무 걱정하실 필요는 없다. 지금까지 나처

럼 그렇게 민감하게 알코올, 카페인에 반응하는 사람은 잘 보지 못했
기 때문이다. 그러나 어떤 식품이 소화나 수면 혹은 피부 등에 알레
르기를 일으켜 고통을 준다면 과감히 그것을 끊는 자제심도 배우시
기 바란다.

처음이 어렵고, 한 가지 끊기가 어렵지 자꾸 하다보면 별것 아니다.
또 절제를 통해 건강이 조금씩 나아지는 것을 경험하다 보면 건강해
지는 재미가 가세해서 자제력을 키워주기도 한다. 그러나 건강법칙 3
단계를 완성하려면 '모든 약은 독이다' 라는 사실을 알고 철저히 실천
해야 한다. 더 엄밀히 말하면 자신의 체질이나 병에 악영향을 주는
합성 화학물질이나 식품을 멀리해야 한다.
　어떤 이에게는 알레르기를 일으키는 꽃가루일 수도 있고, 또 어떤
분에게는 게나 우유(유당불내증)나 바나나일 수도 있다. 자신의 몸에
안 좋은 증세를 유발하는 식품이나 성분을 멀리하는 것이 세 번째 열
쇠다. 이것을 실천하면 건강 장수의 70퍼센트를 달성하게 된다.

4법칙 실천 :
소식하고, 운동하고, 마음을 다스리기

4법칙은 소식과 운동을 실천하고 마음을 다스리는 것이다. '소식과 운동과 마음은 너무 광범위하지 않은가?' 라고 하시는 분들이 많으실 것이다. 그렇다. 소식, 운동, 마음에 대해서는 수많은 책들이 나와 있고, 이론과 의견이 너무도 다양하므로 이 책에서 다 다룰 수 없다. 여기서 말하는 소식, 운동, 마음은 앞서 3법칙에서 소개한 것처럼 아주 기본적인 것들을 말한다.

이 세 가지는 거의 모든 병, 거의 모든 사람에게 공통적으로 적용되므로 3법칙에서 설명한 것을 참조하시기 바란다.

소식의 실천

내가 네 번째 원칙을 실천한 과정은 다음과 같이 시행착오적이고 점진적이었다.

1〉 **우선 식사량을 80퍼센트로 줄이는 것**으로 시작했다. 그냥 단순히 평소 먹던 양에서 20퍼센트 이상 줄인 것이다. 그래도 안 되어 70퍼센트로, 나중엔 50퍼센트까지 줄였다(나는 1983년부터 1일 2식을 하고 있다). 내 경우엔 주병이 위하수, 위 무력의 위 기능 장애이기 때문이다. 그런데 역시 밥을 50~70퍼센트 줄이는 것만으론 부족했다. 여전히 이런저런 군것질이나, 가끔 밤에 먹는 간식이 문제였다.

2〉 **그래서 나중엔 저녁 7시 이후엔 일절 아무것도 먹지 않는 습관**을 들였다. 이것은 결코 쉬운 일이 아니었다. 아니 가장 어려운 식생활 개선 중 하나였다. 내가 위 무력을 비롯한 위장병을 고치는 과정에 가장 중요한 지침이 되기도 한 것이다. 그런데도 나는 식후나 끼니 사이사이 과자나 과일, 혹은 빵 등을 간식으로 먹었다. 그래서 가능한 한 간식 금지, 그래도 부족해서 꼭꼭 씹어 먹는 습관까지 들이려 노력했다. 이 역시 너무 어려운 일이었다. 혼자 먹을 땐 어느 정도 가능한데, 함께 먹을 땐 쉽지 않았다. 더욱이 외식을 가서 같이 행동해야 하거나 식탁에 맛있고, 비싼 음식이 공동의 것으로 제한되어 있을 땐 더욱 힘들었다. 어쨌든 그런 모든 상황 속에서도 가능한 한 오래오래 씹으려 노력했다.

3〉 **가능한 육식보다는 생선을 먹는다.** 그러기 위해 외식 시 고깃집이나 피자, 돈가스 파는 식당을 피했고 특히 뷔페는 가장 기피했다. 소식 습관 들이기가 쉽지 않다. 먹다가 나중에 남기는 식으로는 소식 습관이 어렵다. 내가 한 방법은 **식사 전에 미리 덜어놓고 먹는 습관**이

다. 위장병이 있거나 위가 무력하다고 밥맛까지 없지는 않다. 왜냐하면 내 경우도 소화 기능이 나쁘다는 것이지 밥맛이 없는 것이 아니기 때문이다. 전혀 밥을 먹고 싶지 않다가도 일단 밥을 먹기 시작하면 맛이 있어서 과식을 하는 경우도 많았다. 그것이 위장병 환자들이 위장병을 빨리 고치지 못하는 한 가지 원인이기도 하다.

그런데 나중에 깨닫고 보니 소화력은 없으면서 밥은 자꾸 먹고 싶은 것은 도리어 소화 기능과 관련이 있다. 아이러니하게 들릴 것이다. 무슨 말이냐 하면, 위 기능이 나빠 전체적으로 적게 먹는데다 먹어도 제대로 흡수가 안 되니 몸에서는 여러 영양소가 부족하게 된다. 그러다 보니 소화력이 없어 입맛이 당기지 않다가도 일단 먹기 시작하면 몸에서는 각종 영양이 필요하므로 몸이 음식을 계속 요구하여 과식까지 가는 악순환이 이어진다고 봐야 할 것이다.

따라서 건강을 위한 올바른 영양 섭취를 위해서는 먹는 양보다 흡수 능력이 중요하다. 아무리 많이 먹어도 흡수가 안 되면 영양 공급이 안 되고 오히려 위장과 간에 부담을 주어 소화력이 떨어지고 독소는 쌓여 건강이 오히려 나빠진다.

이렇게 소식 습관을 들이는 것이 말로나 글로는 쉽게 보일지 모르지만 실제 생활에 적용해서 자신의 것으로 만드는 것은 무척 어렵다. 수많은 실패와 시행착오를 거쳐서 겨우 내 것으로 만들 수 있었다.

운동의 실천

운동도 자신의 상황이나 체질 또는 건강상태에 따라 자기에게 맞는 운동 습관을 들이는 수밖에 없다. 내 경우의 운동 습관은 앞서 말했듯이 생활운동이다. 말 그대로 일상생활을 하면서 시간 날 때마다 환경이 허락할 때마다 움직이고 운동하는 것이다. 좀 더 구체적으로 요약해보자.

1) 하루 1회 이상 팔굽혀펴기 : 기구 이용해서 60~100번. 나중엔 아령 병행.

2) 목욕탕이나, 정원 등에서 한 발로 뜀뛰기 이틀 정도에 200번에서 500번 한다(한 발 50번씩 번갈아가면서 4회 합 200번 하고 좀 쉬었다 다시 하는 식으로). 이 운동은 그냥 걸으면 많은 시간이 걸리는 것을 적은 시간에 운동량을 늘리는 효과가 있다. 이 운동을 시작하게 된 계기는 우연히 뜀뛰기를 했는데, 고혈압 때문인지 가슴에 약간의 통증이 왔다. 나는 이것을 오히려 명현현상으로 생각해서 '가슴 통증에 좋다. 혈압에 좋다' 라고 판단하고 무리가 가지 않는 범위에서 했더니 오랜 후엔 뜀뛰기를 해도 가슴이 훨씬 덜 아프게 되었다. 지금은 주로 걷는 것과 등산 그리고 하체 근육운동을 위해 자전거 밟기를 하고 있다.

3) 하루 평균 30~1시간 걷기 (주로 집안이나, 근처 어디든지)

4) 누워서 다리 들고, 머리는 들 때도 있고, 안 들 때도 있고 배는 힘주고 다리를 오르내리는 복근운동이다. 이렇게 상체, 하체, 배 3곳을 중심으로 매일 운동하기

5) 펌핑 운동: 허리에 힘 주고 배를 앞으로 내밀고 두 손을 꼭 쥔 채 항문을 조이는 운동. 이 운동은 특히 허리근육 발달에 좋은 것으로 요통이 있는 사람에게 꼭

마음 다스리기의 실천

마지막으로, 마음 문제는 살면서 부딪히는 온갖 스트레스를 최대한 줄이거나, 없애기 위해 노력하고, 공부하고, 거기에 맞는 습관을 들여야 한다.

내 방법은 마음을 다스릴 수 있는 공부를 하는 것이다. 그렇게 하는 데는 세계 최고 베스트셀러이고, 2,600여 개 언어로 60억 부 이상 배부된 성경을 읽고 묵상하는 것이 가장 좋았다. 다음은 자기계발책을 많이 읽었는데 데일 카네기의 《인간관계론》과, 《자기관리론》을 비롯해 다수의 책이다. 이런 책들은 평소 가장 많이 읽은 성경의 황금 같은 좋은 말들을 현실적으로 실천하도록 도움을 주었다.

이렇게 배우고, 묵상하여 얻은 지식과 실생활에서 터득한 경험과 느낀 것을 종합하여 자신의 지침을 정하여 생활표어랄까 생활지침을 세우는 것이다. 내 생활지침은 한마디로 말하면 '물의 삶' 이다. 즉,

물처럼 산다는 것이다. 물은 모든 것을 덮어주고 안아주고 품어주고 섞어준다. 물은 항상 겸손하여 아래로만 흐른다. 물은 모든 색깔을 받아들이고, 모든 모양을 품어준다. 물은 모든 냄새를 받아준다. 물 없이는 며칠도 살 수 없는 중요한 물질이지만, 흐름에 있어 앞서려고 다투지 않고 함께 흘러간다.

물의 포용력을 배워서 모든 형태의 사람, 모든 형태의 성격을 포용하려고 노력한다. 한 사람 한 사람 포용하기 시작하면 누구에게나 배울 점이 있다는 것을 깨닫게 된다. 이거 하나만 되어도 가정은 물론이고 직장에서의 스트레스도 반감된다. 그다음 모든 것을 덮어주고 감싸는 물의 특성을 본받아 모든 것을 포용함과 동시에 용서하려 했다. 누군가를, 어떤 상황을, 관용하고, 용서하려 힘썼다. 예전엔 도저히 용납할 수 없으리라 생각했던 일도 용서가 되었다.

나이가 30세에서 50~60세가 되어도 절친한 친구 한둘 없는 사람들을 흔히 보게 되는데, 그 이유는 오늘 여기서 논한 물의 특성이 없거나, 부족하기 때문일 수 있다.그 외도 수없이 많지만, 이 책에서 다 논하기는 불가능하다. 훌륭한 자기계발 책을 단 몇 권만이라도 사보기를 권한다.

예를 들면 데일 카네기의 《인간관계론》 같은 책을 추천한다. 또 성서의 '잠언' 부분은 어떤 명언집보다 뛰어날 뿐 아니라, 우리 일상생활과 관련된 모든 분야의 지침, 즉 대부분의 인간들이 안고 살아가는 가정, 직장, 학교, 사회에서 발생할 수 있는 모든 상황과 문제들에 대한 조언과 지침이 다 나와 있다. 예를 들면 '칠전팔기' 라는 한자어의 근원도 바로 위에서 언급한 성서의 잠언 24:16절이다. 그곳에는 "의로운 자는 일곱 번 쓰러져도 일어나지만, 악한 자는 재난 때문에 걸려 넘어진다"라고 되어 있다. 그외 수도 없이 많다. 그냥 간단히 이 정도로 내가 마음을 다스린 방법을 알아 봤다.

지금까지 네 가지 건강 장수 법칙을 위장병에 적용하는 것을 살펴보았는데 사실은 내 몸 전체에 적용했다고 보면 된다. 위장병, 고혈압, 간장병, 기타 피부병이든 무슨 병이든 자연 치유하는 방법은 동일하다.

이제는 아파서 죽고 싶다거나, 살기가 싫다거나 하는 것은 옛일이 되었지만 나는 여전히 불만이었다. 왜냐하면 아직은 여전히 아픈 곳이 여기저기 남았기 때문이다. 불면증도 아직은 불만이고, 특히 복부 팽만감과 소화력이 약한 것은 삶의 질을 떨어뜨리고 있었다. 간열도 여전히 기분 나쁘고, 아직도 남은 코막힘은 답답하기 그지없었다. 고혈압과 심장 계통 중세는 거의 사라졌지만 아직은 고바위를 오르거나 뛰거나 하면 심장에 통증이 오는 것은 걱정까지 되는 일이다. 사타구니에 땀 차는 현상도 굉장히 불편했다. 뭔가 더 필요했다. 건강 수명 5번째 법칙이 필요했다.

Part 2

절망을 희망으로 바꾼
건강 수명 5가지 법칙의 실천

4법칙의 철저한 실천및 더 전문적인 지식의 실천

"이왕 시작했으니 내가 건강 장수 책을 집필할 정도의 성과도 필요했다. 건강 장수의 다섯 번째 법칙을 실천해야 했다.

5법칙은 네 가지 법칙의 철저한 실천과 자신의 질병과 증세에 대한 더 전문적이고 자세한 지식과 그것의 실천이다.

5법칙을 위해 우선 좀 더 건강에 대한 공부를 더 많이 하기로 했다. 책들을 추가로 20권 이상 구입하고, 그야말로 취미 삼아 조금씩 공부도 하고, 하는 김에 컴퓨터에 저장도 했다. 건강 전문가가 되어보는 것도 괜찮지 싶었다. 우선 현재 나를 가장 괴롭히는 위 무력과 소화장애를 연구했다. 여러 책을 보니 역시 식이요법과 운동밖에 없었다. 다양한 정보와 새로운 놀라운 지식들이 꽉 차 있었다."

단식

　내 증세를 고치기 위해 내린 종합적인 결론은 단식을 한번 해보는 것이었다. 그리고 보니 그렇게 여러 가지 건강법을 실천했어도 집에서 전문지식 없이 시도한 하루이틀 정도의 간헐적 단식이나, 일주일 정도의 과일 단식 빼고는 제대로 된 단식을 해본 기억이 없었다. 당시 별 효과를 본 기억도 없어서 망설여졌고, 더욱이 몸무게가 56킬로그램인데 단식이 가당찮을는지 염려도 되었지만, 단식을 하고 병을 고쳤다는 글을 몇몇 본지라 한 번 도전해봐야 할 영역이라 생각되었다. '그래 전문적인 단식원엘 가보자. 근데 보통 단식원은 다이어트 하러들 가는데 몸무게 56킬로그램인 나에게도 해당될까!' 의구심과 걱정이 앞섰다. 그러나 내가 이것도 해보아야 남에게도 단식에 대한 장단점을 얘기할 수 있지 않겠나 싶어 하기로 했다.

　어디로 갈 것인가? 인터넷을 뒤지니 전부가 다이어트 단식원이고, 단식하고 운동하고 요가 같은 것을 하는 곳이었다. 샅샅이 뒤져서 찾아낸 곳이 서울 정릉에 있는 '자연건강 전문 단식원' 인 가람단식원이었다. 멀고 불편했지만, 어려운 단식을, 두 번 세 번 할 수 있는 것이 아니기에 마음에 드는 곳을 가기로 벼르고 별러 입소했다. 여기서 시시콜콜 다 얘기할 수 없고, 단식은 효소단식으로 단 3일을 했는데, 풍욕과 관장, 냉·온욕과 된장찜질과 쑥뜸 그리고 각탕이나 모관운동과 붕어운동 등을 겸하여 했다.

단식은 쉽게 말해서 우리 몸의 이전의 리듬을 지우고, 새로 시작한다는 개념이다. 처음에 언급한 적이 있듯이 모든 병은

1. 혈액 순환이 안 되거나

2. 장이 나쁘거나

3. 영양이 결핍되어 온다

라고 말했는데 사실 이것들은 전부 관련되어 있고 알고 보면 같은 의미다.

피는 산소와 영양을 공급하는 역할을 하므로 당연히 혈액 순환이 잘되어야 건강하다는 것은 이제 상식이다. 그런데 피는 장에서 만들어진다는 학설이 유력하므로 장이 나쁘면 혈액 순환이 잘될 수 없다는 것도 당연한 논리다. 장이 좋아야 깨끗한 피를 만들 수 있고, 깨끗한 피라야 혈액 순환이 잘되어 영양 공급도 잘될 수 있으니 이 모든 말이 연결되어 있음은 분명하다.

아무리 좋은 음식도 흡수가 되어야 가치가 있지 않겠는가? 그러려면 당연히 위장의 기능이 필수적일 것이다. 과식은 위장에 부담을 주어서 너무 많은 짐을 진 나귀처럼 제대로 움직이지 못하게 하니 각 장기가 제 역할을 할 수가 없을 것이다.

따라서 보통 단식을 다이어트 개념으로만 생각하는 것은 대단히 잘못된 상식이다. 단식은 무엇보다도 장을 일단 비워준 후 처음부터 새로 시작한다는 의미심장한 깊은 비밀이 숨어 있다. 따라서 단식 자체보다도 단식 후가 중요한 것이고 성공의 관건이다. 단식은 그동안 끊임없는 과식과 인스턴트 식품으로 괴롭힌 위와 장을 쉬게 해주어 위와 장을 튼튼하게 해준다는 원리다.

내 **건강 장수 5번째 법칙이 바로 이런 ‘건강지식을 알아라’** 하는 것이다. 나는 효소단식을 3일 한 후, 2일은 그 곳에서 현미 잡곡 미음을 먹고, 그 다음은 집으로 돌아와서 2일간 현미 잡곡죽을 먹고, 이어서 5일간은 평소 식사량의 50퍼센트 정도로 현미 잡곡식에 나물 두 가지로 먹고, 그다음 한 달간은 평소 식사량의 70~80퍼센트를 현미 잡곡밥에 야채식을 먹었다. 이런 방법은 단식보다 더 중요한 식생활 개선의 위대함을 일깨워 주었다.

서울 잠원동의 한 개인병원에서 실시하는 ‘힐링스쿨’ 이라는 환자들 모임이 있는데, 약 없이 음식으로 병을 고치는 프로그램이다. 이곳의 황성수 원장은 한마디로 현미밥 먹는 법을 비롯해 자연 치유하는 법을 가르친다고 한다. 단식을 하면서 한국에도 이런 병원들이 있다는 것을 알고는 감동했다.

경기도 의정부의 ‘오뚝이재활의학과’ 신우섭 원장도 바로 그런 분이다. 그분은 최근 ‘약 없는 임상의학회’ 를 창설했다고 한다. 그분의 진료실 책상에는 온갖 약 봉지가 수북이 쌓여 있는데, 환자들에게 빼

앗은 약이라 한다. 자세한 것을 알기 원하면 그분이 집필한《의사의 반란》이라는 책을 보라(이런 책을 권하는 것이 이 책의 한 가지 목적이기도 하다). 그 블로그를 계속 보면 단지 음식, 특히 현미, 채식만으로 고혈압, 당뇨, 중풍 등 온갖 만성병을 치료한 얘기들이 나온다. 소문이 나서 전국 곳곳에서 줄지어 몰려온다고 하니 결코 과장된 말이 아니다. 그것도 나 같은 비전문가가 아니라 주류 의사들이 그렇게 하고 있음을 명심해야 한다.

단식원에서 배운 대로 약 한 달 간 현미, 채식을 실시했는데, 그 후 보니 약 3주만 식생활을 바꾸면 입맛이 바뀌어 자연히 현미 채식을 좋아하게 된다는 것이다. 내 경우는 5법칙 실천하기 이전엔 계속 위무력이라고만 알았는데 더 공부하고 단식하는 중에 위보다도 장 무력이 심각하다는 것을 알게 되었다. 그동안 그토록 오래 공부하고, 체험했건만 이렇게 전혀 새로운 점을 알게 되었다는 것은 정확한 건강지식이 얼마나 절실한지를 다시 한 번 일깨워 주지 않는가!

이 글을 쓰는 지금도 더 많은 공부가 필요함을 느낀다. 게다가 내 경우는 장 무력이 워낙 오래되어 현미자연식 3주로는 안 되고, 3개월 이상 하라고 했다. 결국 3개월을 못하고 한 달 정도를 했는데 지금까지 아쉬운 부분이다.

현미 잡곡식

아무튼 이 경험은 그동안 네 가지 법칙 이행으로 채 못 이룬 성과를 가져다주었다. 단식 그 자체보다 단식 후 식생활 개선이 더 많은 변화와 효과를 주었다고 할 수 있다. 특히 현미 잡곡식의 위력은 위대했다고까지 말하고 싶다.

그럼 현미가 왜 그토록 좋을까? 좀 전에도 질병의 주요 원인이 혈액순환이 안 되어 영양 보급이 잘되지 못한 것이라는 점을 고려했었다. 특히 내 경우는 무려 수십 년간을 위, 장 기능 장애로 고통 받았으니 영양보급이 제대로 되었을 리 만무하다. 가뜩이나 젖배로 곯아서 약한 체질에 지속적으로 영양 공급이 되지 않았으니 끊임없이 허약해져 왔다고 봐야 한다. 고로 무엇보다 나에겐 영양 공급이 절실했다. 그런데 현미는 바로 그 영양소의 최고봉이라고 보면 된다.

쌀겨와 쌀눈에 필수아미노산과 지방산, 비타민, 미네랄 등의 영양소가 95퍼센트 포함되어 있다. 현미밥 한 그릇의 다양한 영양소를 얻기 위해서는 흰쌀밥 열아홉 그릇을 먹어야 한다고도 했다. 백미 밥과는 도무지 비교도 안 되는 영양소가 현미밥에 있다는 것이니 말해 뭐

하겠는가! 한국, 특히 일본에는 약이 아닌 음식으로 병을 고쳐주는 병원이 많은데, 그런 곳에서 반드시 빠지지 않는 것이 현미식이다.

경기도 동두천의 오뚝이의원을 비롯해서, 의사들이 주축이 된 '올바른 생활습관을 위한 의사회'의 의사들은 주로 음식 특히 현미밥으로 병을 고쳐주는 고마운 분들이다. 앞으로 이런 모임, 이런 의사들이 많아져야 더 건강한 사회, 건강한 장수자를 만들 수 있다고 확신한다.

하여간 중요한 것은 내가 건강 장수의 꿈에 한층 다가가고 자신감을 얻을 수 있었던 것 중에 하나가 바로 현미 잡곡밥이다. 우리가 먹는 모든 것 중에 가장 중요한 것은 주식이다. 주식이란 주된 음식이란 말이 아닌가! 그 주식이 바로 곡물 아닌가?

그런데 곡물 중에도 백미는 물에 담가두면 썩어버리는 죽은 쌀이고, 현미는 물에 담가두면 싹이 나는 살아 있는 쌀이다. 이 말의 의미는 우리가 살아가면서 먹을 수 있는 가장 주되고 중요하고 필수적인 음식이 장어나, 전복, 인삼, 무슨 보약이 아니고 현미라는 점을 증언해준다. 나도 이전에는 현미가 좋다는 말은 들어서 4법칙을 실천하면서는 가능하면 현미밥을 먹으려고 노력도 한 것은 사실이지만, 필수적인 것임을 깊이 깨달은 것은 건강 5법칙을 실천하고부터다.

지금 불과 9개월 정도밖에 되지 않았지만 먹으면 먹을수록 훌륭하다는 것을 느낀다. 어떻게 보면 사람들이 현미가 아닌 백미를 수십 년간 먹으면서 저렇게들 살아 있다는 것이 더 신기할 정도다. 하기야 현대인들이 온통 미병 상태가 되어 항상 골골거리는 것이리라.

그냥 현미가 좋다는 정도의 말로는 도무지 사람들이 실천하지 않으므로 이처럼 강력히 말씀드린다. 현미밥은 그 어떤 보약보다도 뛰어나다.

현미는 풍부한 아미노산과 온갖 종류의 미네랄과 풍부한 섬유소 등 거의 모든 영양소가 구비된 완전식품이다. 그래도 미심쩍은 분이 계시다면 현미밥의 탁월함을 알려주는 여러 책이나 참조 문헌을 보시기 바란다.

내친김에 위장 건강에 좋다는 죽염과 맥주효모도 구입해서 먹었다. 앞서 소개한 《의사의 반란》책에서 "미네랄이 풍부한 소금의 작용이 없다면 우리는 소화를 시킬 수도 없고 영양분을 세포 안으로 이동시키는 수단을 잃게 된다"고 하면서 소금이 소화작용에 필수적임을 설명한 글을 보면서 적극 수용은 못했는데, 내가 직접 죽염을 먹어보니 특히 소화에 많은 도움이 되었다(고혈압환자는 정확한 지식을 습득한 후에 복용해야 한다). 소금의 자세한 효능이나 가치에 대해서는 관련 책들을 꼭 읽어보시기 바란다.

내가 새로이 건강 5법칙을 실시하면서 실천한 것은 단식과 현미잡곡식과 야채, 된장을 많이 먹고, 죽염을 섭취하는 것이었다. 운동도 좀 더 증가시켰다. 현미 잡곡식을 구체적으로 소개하면 현미 50퍼센트에 잡곡 40퍼센트, 콩 10퍼센트로 했다. 현미에 농약이 더 많다는 통념을 고려하여 무기농 곡물들을 구입(한살림)했다. 그리고 현미가 소화가 잘 안 된다는 점을 염려하여 50번 이상을 꼭꼭 씹고 가능한 한 천천히 먹었다.

현미 잡곡식을 철저히 하기 위해 외식을 할 때는 도시락에 현미잡곡밥을 가지고 다녔다. 부식은 생야채나 나물 위주에 필요하면 약간의 생선 포함, 그리고 식후나 식전에 약간의 견과류와 약간의 과일을 먹는다.

죽염은 하루 3~10그램을 먹는 것이 좋다고 하여 가능하면 하루 5그램 이상을 입에 녹이거나 특히 미숫가루 죽염 2.5그램 정도를 물 500cc에 타서 하루 2~3번 마셨다(필자는 고혈압이라 나트륨 섭취를 줄여야 해서, 지금은 하루 3그램 정도만 먹는다).

고추를 비롯한 매운 식품이 장 활동에 좋다고 해서 매운 것도 즐겨먹는다. 단, 위염이나 궤양 등 위장에 기질적 병이 있는 분은 삼가는 게 좋다.이렇게 단식을 하고 식생활 변화를 하여 현미 잡곡식과 된장국 그리고 죽염을 음용한 결과가 궁금하지 않는가? 앞에서 4법칙을 철저히 실행하고도 미진한 점이 있어 5법칙까지 실천했으니 당연히 효험을 보아야 하지 않겠는가!

그 결과는 기대 이상이었다. 몸이 많이 가벼워지고, 피부는 원래 좋았는데 단식 후는 너무 좋아졌다. 고바위길 오를 때의 가슴통증도 훨씬 개선되어 이 책을 마무리 할 즈음에는 가슴통증이 현저히 사라졌다. 무엇보다 배가 이제는 거의 90퍼센트 들어가면서 복부팽만감이 현저히 개선되었다. 10대부터 나온 아랫배가 거의 없어졌다는 것은 상상도 못했던 일이고, 다만 꿈으로 그리던 일이었는데 신기하다. 코막힘도 4법칙 실천 후보다도 나아졌다.

이 모든 일들은 예전이라면 상상할 수도 없는 기적이다. 불면증도 4법칙 실천 전 하루 5~10번 깨던 것이 네 가지 법칙을 6년 시행 후엔 하루 3~5번으로 줄었는데, 5가지 법칙을 다 실천한 후는 거의 2~3번으로 줄어들었다.

처음 잠드는 데 드는 평균 소요시간도 이전 한두 시간에서 30분 내로 줄어들고 특히 이전보다 숙면하는 횟수가 증가했다. 전체 수면시간도 평균 7시간 정도를 하게 되니 불가능을 이룬 기분이다. 물론 워낙 약한 체질이고, 그것이 오래되어 그렇게 자도 항상 피곤하다. 이렇게 항상 피곤한 게 원래 내 젊은 시절(10~20대 후반)의 몸 상태다. 그러니 아이러니하지만 젊은 시절의 몸 상태로 돌아간 셈이다.

글로 쓰니 별것 아닌 것처럼 보일지 모르지만 가만히 생각해보면 거의 모든 증세가 20~40년 이상 되어 포기한 것들인데 늦은 나이에 개선 내지는 자연 치유되었다는 것은 이전의 나로서는 도무지 상상도 할 수 없는 일이다. 더욱이 꼭 고쳐야겠다고 의도하지 않고 아예 기대하지도 않은 코막힘 개선이나, 배가 쏙 들어가는 일은 너무 놀랍다.

건강수명 5가지 법칙과 함께한 내 몸의 병 해결방안

"나는 50년의 투병 경험과 수백 권의 건강 전문서를 근거로 자연 치유력만이 모든 만성병과 대부분의 병(특히 기능적 질환)의 가장 탁월한 해결책임을 선포하려 한다. 특히 만성불면증, 만성요통, 만성위장무력, 만성 간 기능 장애, 고혈압 등의 생활습관병까지 그러하다.

절대 대증요법으로 해결하려 해서는 안 된다. 그보다 나이로 저하되는 체력에 적응하고 생활습관을 건강 우선 쪽으로 자꾸 바꿔나가야 한다."

코막힘(비염)과 아랫배 들어감

　여기서 코막힘과 배가 들어간 것은 자세히 다루진 않았지만, 사실 그 어느 증상보다 더 낫고 싶었던 것이다. 그런데 별도로 그 두 가지를 위해서 하지도 않았는데 다른 병들이 좋아지면서 덩달아 개선되었다는 것은 기적이다. 언급한 것처럼 비후성비염은 처음이 언제인지 잘 기억나지도 않는 초등 저학년부터이다.

　아마 초등 4,5학년 무렵 수술을 받았는데 의사가 코 안에서 나온 것이라며 검붉은 살덩어리를 보여준 적이 있다. 그러면서 코뼈도 약간 비뚤어졌는데 그건 좀 더 자란 다음 수술해야 한다고 했다. 수술 후 조금 시원해졌을까? 잘 기억이 없고 그 후 계속 코막힘으로 킁킁거린 기억들뿐이다. 코뼈 수술은 하지 못했고, 젊을 때는 하도 답답해서 소금물을 코로 넘긴다든지, 쑥 훈증을 한다든지, 대충 해볼 것은 다 해본 셈이다.

　특히 의사가 코뼈가 비뚤어졌다는 말을 새기고 사는지라 척추를 바르게 하는게 좋겠다 싶어 서의학에서 배운 목침베개를 거의 30년을 넘게 사용했을 거다. 처음 사용한 목침이 아직도 있을 정도이니 하나 사면 평생을 쓸 수 있다. 처음엔 목도 아프고 불편하기 때문에 중도 포기하는 사람이 많은 줄 아는데, 불편하면 잠깐 중지했다가 다시 사용하는 식으로 하면 목침보다 좋은 베개도 없다.

경추를 바르게 하는데 상당히 도움이 된다. 척추를 위해서는 딱딱한 침대를 권한다. 나는 목침과 함께 딱딱한 평상을 사용하는데 푹신한 침대에서는 아예 잠들지 못한다. 여행을 갈 때도 침실은 온돌방을 찾는데 그게 제대로 안 되는지라 그냥 방바닥에서 잘 때도 많다. 그리고 목침은 외국 여행시도 가지고 다닌다.

하여간 비염 때문에 이것저것들을 많이 했지만 너무도 오랜 기간 낫지도 않을 뿐 아니라, 다른 더 급한 증상에 눌러서 아예 포기하고 산 세월이었다. '포기했다니 견딜만 했구먼' 이라고 생각하실지 모르지만 천만에 말씀이다. 내 호주머니엔 코를 풀기 위해 항상 준비하는 휴지가 주머니마다 5, 6장 있을 정도였다. 가족들이 언제부터인가 휴지가 필요하면 내게 달라고 하게 되었다. 처음엔 손수건을 사용했는데 하루 종일 하도 자주 코를 풀거나 가래를 뱉기 때문에 손수건으론 감당이 안 되어 많은 휴지로 대체한 것이다. 휴지 한 장으로 아주 여러 번 사용해야 했다.

호주머니로는 부족해서 가방, 책상, 침대머리마다 휴지가 충분히 항상 구비가 되어 있다. 불편하고, 지저분해보이지만 나에겐 지저분은 사치였고, 수십 년을 그렇게 하다 보니 언제부터인가는 그냥 일상이 되어 버렸다. 그러나 나중엔 너무도 코막힘이 심해서 호흡이 어려울 때가 한두 번이 아니었고, 그 증상 하나만으로도 살기가 싫어지기에 충분했다. 그런 증상들이 견딜 만할 정도로 나았으니, 기적이란 말이 무엇이 과장이겠나!

코막힘을 평소 포기한 이유 중 하나가 그 원인이 비뚤어진 코뼈 때문이라 여겼기 때문이므로 조금씩 나아질 때에도 '설마 코막힘이 나을까? 코뼈 때문인데, 어떻게?' 라고 생각할 정도였다. 그런데 마지막 5법칙을 실천하는 중에 증상이 현저히 사라져 버리니, 나 자신도 어리둥절했다. 주로 위 무력과 간 기능 장애, 불면증 등을 목표로 치유했기에 코막힘이 나은 것은 의외의 수확이었고, 오히려 불면증이나 위장병보다 더 난치라 여겼기에 기쁨도 컸다. 왜 비후성비염이 호전되었을까?

역시 건강 책에서 그 답을 찾았다. 내가 적극 추천하는 책중의 하나인《의사의 반란》이다. "모든 질병꾸러미와 함께 있는 병이 비염이다. 비염은 식사를 바꾸는 것만으로도 가능하다. 왜? 코점막과 같은 점막으로 이루어진 소화기관이 건강해지면, 비염도 사라진다." 라는 명쾌한 답을 주고 있다. 그러고 보니 과거에 본 많은 비염환자들이나, 주위의 코막힘이 있는 사람들을 가만히 생각해보니 거의가 위장 계열이 안 좋은 사람들이라는 것을 알 수 있었다. 정확한 건강지식과 그것의 실천만이 건강 장수의 유일한 통로다.

배가 들어간 것도 마찬가지로 기적이라 할 수 있다. 4법칙까지 실천 중에 약 70~80퍼센트, 마지막 5법칙 실천 중에 단식하고 현미 잡곡식을 하면서 본인 만족도의 90퍼센트 가까이 들어갔으니 놀라운 일이 아닌가? 10대 후반부터 나온 배가 60세가 넘어 70세 가까이 되어 들어갔으니 나는 아직 그런 사람들을 본 적이 없다. 젊을 때 날씬하다가 30~50대에 술, 담배하고 고기 많이 먹어서 배가 나온 사람이 60대 지나 소식, 운동으로 배가 들어간 경우는 더러 보았지만 10대부터 나온 사람이 70대 가까이 되어 들어갔다고 하는 사람은 본 적이 없다는 말이다.

이 두 가지 만으로도 내 건강 다섯 가지 법칙이 독자들에게 꼭 전달하고 싶은 최고의 자연 건강법임을 믿어 의심하지 않는다. 자연치유력은 평소 내가 항상 믿고 확신하는 것보다 더 놀라운 것임을 체험하면 할수록, 시간이 지날수록 통감하게 된다. 그렇다. 자연치유력이란 하나의 대원리는 정말 위대한 것이다. 독자가 생각하는 것보다, 어느 의사나 전문가가 생각하고 추천하는 것보다 더욱 더 놀랍고 훌륭하고 대단한 것이다.

이상 종합하자면 내 건강 장수 100퍼센트 달성은 결국 5법칙까지의 실천에서야 달성되었다. 다른 분들은 4법칙만으로도 충분할 수 있을지 모른다. 하지만 나는 보통사람의 건강을 위한 노력보다도 낮추어 말해도 거의 5배에서 10배, 100배를 했다고 봐야 할 것이다. 그래도 아직도 보통사람보다 평균적으로 봐서는 턱없이 부족함을 느낀다. 이제는 지난 수십 년간 나를 고생시키고 내 행복의 발목을 잡던 수십 가지 증세는 거의 몇 가지 남기고 없어졌지만 오히려 지금은 턱없이 부족한 체력이 문제다. 요통, 위장무력증, 불면증, 간 기능 장애 등도 지속적으로 관리를 해주어야만 한다. 결국은 체력이 가장 핵심이 된 셈이다. 그러기에 조금만 더 일찍 했더라면 하고 곱씹는 것이다. 이 체력이란 게 하루, 이틀에 돌아오는 게 아니지 않는가? 더욱이 체력이 점점 떨어질 나이가 되고 보니 여전히 제한된 삶을 살 수 밖에 없을 것 같다. 그래도 아주 연약한 보통사람 정도는 되었으니 대성공이다. 특히 목욕이라도 하고 난 후면 아무 안 좋은 증상이 없는 쾌적한 기분을 느낄 수 있다. 이런 쾌적함이 도대체 얼마 만인가!

나는 50년의 투병 경험과 수백 권의 건강 전문서를 근거로 자연 치유력만이 모든 만성병과 대부분의 병(특히 기능적 질환)의 가장 탁월한 해결책임을 선포하려 한다. 특히 만성불면증, 만성요통, 만성위장무력, 만성 간 기능 장애, 고혈압 등의 생활습관 병까지 그러하다. 그러고 독자 중에 혹시 항상 피곤하고 밥 맛 없어 큰일이라고 생각하시는 분이 계시다면 매우 행복한 고민이라고 말해주고 싶다. 그건 그냥 쉬어주고 목욕이라도 자주 가고, 소식하면서 운동 조금씩 해주면 해결된다. 거기서 너무 욕심 부려 온갖 약이나 보약 그리고 편법으로 체력을 찾으려 하다가는 있는 것마저 잃게 될 수 있다. 절대 대증요법으로 해결하려 해서는 안 된다. 그보다 나이로 저하되는 체력에 적응하고 생활습관을 건강 우선 쪽으로 자꾸 바꿔나가야 한다.

불면증, 우울증 그리고 간장병, 간 기능 장애와 알코올 문제 해결

우리 몸은 모두 연결되어 있다. 절대 분리해서 생각할 수가 없다. 병이 시작될 때도 따로따로 시작된 것도 있지만, 거의 어느 것이 먼저랄 것 없이 하나하나 늘어서 수십 가지가 된 것을 봐도 알 수 있다. 그렇듯 병이 나을 때도 따로따로 치료를 시도한 적이 많이 있긴 하지만, 깊이 따져보면 하나가 낫기 시작하면서 나머지도 다 낫기 시작했다.

건강 책들을 보면 불면증을 경험했거나 겪고 있는 사람이 한국인의 3분의 1이라고 할 정도로 많다고 한다. 나 역시 그냥 '잠이 잘 안 오네' 라고 여기는 데서부터 시작했다. 불면증을 오래 겪은 사람들은 10년에서 길면 20여 년의 기나긴 고통과 당시의 절망과 괴로움을 토로하거나, 하소연 하는 것을 볼 수 있다.

하지만 솔직히 나는 그런 사람들의 경험담들을 보면서 코웃음 친다. 나는 불면 경력이 무려 46년에 아직도 항상 조심하고 있다. 내 수십 년 불면증은 1968년 살찌는 약을 먹고 시작된 위장병 다음으로 찾아온 것이다. 그래서 불면증 약으로 '리브락스' 라는 신경안정제를 역시 무심코 먹었고, 얼마 후 약이 일시적 효과뿐임을 알았지만 달리 불면증을 고칠 방법을 몰라 이 약 저 약을 먹었다. 병이 이렇게 겹치는 과정에서 우선 위장 쪽이 급하다보니 당시에는 불면증은 불면이라고 깊이 생각하지 않았고 여러 괴로움중의 하나였다. 위장병에 이어 불면증이 있던 20대 초반 언젠가는 모르겠지만 술을 먹으면 잠이 잘 오는 것을 느꼈다.

그뿐 아니라 밥맛도 있어 조금이라고 밥을 더 먹게 되니 나도 모르게 술을 반주 삼아 또는 자기 전에 술을 마시게 됐다. 당시만 해도 의학정보가 거의 없는 시대라, 그런 습관을 그리 심각하게 여기지 않았다. 그런 세월이 아마 족히 5년 정도는 될 것이다. 나중엔 술을 먹어야 밥을 먹을 수 있고, 술을 먹어야 잠을 잘 수 있는 상태가 되었다. 물론 당시에는 그렇게 살면 되지 싶었다.

또한 당시 '술 한 잔 할 수 있어야 남자' 라는 통념이라든지, 사회생활과 친구와의 만남에서 자연적으로 그런 자리가 조성되다 보니 그러려니 했다. 아울러 우리 집에는 거의 항상 동동주를 비롯하여 모과주, 진달래주, 두충주 같은 담금주들이 있던 것도 계속 먹게 된 요인이었다.

그러던 어느 20대 초에 술을 먹고는 소위 필름이 끊기는 일이 발생했다. 너무 마셔서 그러려니 했는데 그 뒤로는 가끔씩 그런 일이 재발하는 것이다. 결국 술이란 잠과 식사를 일시적으로 도움을 줄 뿐 근본적인 해결책은 아니라는 것은 물론이고 오히려 점차 위장병은 더 심해지는 것 같고, 감기도 잘 걸려서 아예 감기를 달고 살게 되고, 변비에 치질과 원래 있던 비후성비염도 심해지는 것 같았다. 10대 후반 위장병 생기고부터 나오기 시작한 아랫배는 점점 더 나오는 것 같기도 하고, 스트레스가 충만했던 날에는 뒷머리가 당기면서 혈압 같은 것이 심하게 올라오는 게 아닌가? 나중에야 그것이 혈압이었다는 것을 이해했지만 당시에는 20초반인 내가 고혈압이리라고는 생각도 안 하고, '뭐야! 이거?' 하고는 곧 없어지는 것이라 무시했다.

그런데 그 후론 과음하고 스트레스를 심하게 받는다든지, 누군가 와 언쟁이라도 할 때면 곧잘 올라오곤 했다. 나중에 40대가 넘어서야 내 자신이 벌써 그때부터 본태성고혈압이 있었음을 알게 된다. 하여 간 이때 20대 중반쯤에는 술 먹고 과식하고 난후는 보통 때와는 다른 불쾌한 트림이 나고, 정상적으로 소화되지 않고, 위 속의 음식이 그 대로 멈춰 있는것 같은 느낌과 이상한 두려움이 들 정도로 위장상태 가 기분 나빴다. 그제야 위장병과 음주와의 관계를 심각히 고려하기 시작했다.

결국 따지고 보면 여기까지 온데는 유명 의학박사의 "당신은 병이 없으니 가서 먹고 싶은 것 마음껏 먹고 하고 싶은 것 마음껏 하라"고 한 처방이 한 가지 큰 요인이었다. 환자의 전체적인 증상과 상태를 알지 못하고, 기질적병이 없으므로 신경성 쪽에만 초점을 맞춘 진단이 문제였다.그래서 몇 군데 병원 진단까지 받았지만, 간을 비롯해 전체적으로 드러난 구체적인 병이 없다는 것이다. 술을 먹으면 분명히 안 좋은데 병이 없다니 또 얼마 후 음주를 해보고, 또 안 좋아 끊어보고, 스트레스로 도저히 술을 안 먹고는 못 배기는 날이라 또 한 잔 하고 하는 식으로 먹었다 안 먹었다를 반복했다.

무엇보다 금주를 하면 다시 밥맛이 없어 거의 못 먹고, 잠들기도 어려운지라 다시 먹고 '당신 금주해야 한다' 라는 확진이라도 나면 좋겠는데 그것도 아니고, 먹어도 문제요 안 먹어도 어려운 세월이 이어졌다. 그러다 이대로는 도저히 오래 못 살겠다 싶어 술을 완전히 끊어보기로 했다. 2년 정도를 끊었을 것이다.

처음엔 음주 후의 두통이나 구토감, 어지러움, 특히 후두의 당기는 이상한 증세가 없어서 좋았다. 그러나 원래 지병이던 밥맛없고, 소화 안 되고, 복부팽만감 같은 위장병과 불면증은 더 심해지는 것 같았다. 힘도 더 없고, 피로하기 그지없는 상태가 이어진 것이다.

이런 현상 역시 나중에야 깨달은 것은 원래 증상들(위장병과 불면증)을 자연 치유시키지 않고, 약과 술로 우선의 증세에서만 벗어나려 했기 때문에 증세가 숨어 있다가 술과 약 등을 끊자, 다시 본래 병이 돌아온 것이다(소위 명현 현상). 당시는 그저 병의 혼돈과 혼재 속에 술이 내 병에 확실히 안 좋구나 정도를 깨달았을 뿐 구체적 방법을 몰랐다. 그리고 다시 병은 이어졌다.

한 몸이 되어버린
길고 뜨거운
불면의 세월

그 후로 원래 있던 병에 곁들여 수족 차고, 가슴 뜨겁고, 쉿소리 나는 이상한 현상을 겪었다. 그에 더해 특히 불면의 고통에 이틀이고, 사흘이고 연속으로 잠 못 드는 상태가 이어졌다. 아침이면 어김없이 활동해야 하고, '어제는 못 잤으니 오늘은 좀 자야 할 텐데' 라거나 '지난밤도 또 못 잤구나!' 에서 '도대체 몇 밤째 못자는 건가?' 라는 불안이 더해 자기가 겁나고, 눕기가 겁난 세월이 무한히 이어졌다. 매일이 잠과의 싸움이고, 불면이 곧 나이고, 내가 불면이며, 불면은 내 것인 세월이 끝없이 이어지는 것이다. 6~7일을 거의 뜬눈으로 지샌 어느 날 밤 너무도 가슴이 답답하고 뜨겁고 터질 것 같아서, 누운 채로 타월을 입에 물고 울분을 씹었는데, 나중에 보니 타월이 갈기갈기 찢어져 있었다.

그렇게 6일인지 7일인지 모를 불면의 밤을 보내고 난 어느 날 밤, 더 무서운 일이 생겼다. 며칠을 못 자고 누운 그날 눕자마자 혼절하다시피 잠이 들었다. 순식간에 기절하다시피 약 7주일 만에 잠이 들었다. 그 밤이 무서웠던 이유는 그렇게 일주일 여를 못 자다가 겨우 혼절하다시피 잠들었는데 불과 30분이 못되어 잠이 깼다는 것이다. 극심한 갈증 때문이었다. 그래서 물을 마시고 다시 눕자마자 역시 혼절하다시피 했는데 다시 불과 10분 정도만에 다시 깬 것이다. 이러니 어찌 안 무서웠겠는가?

그런 식으로 약 10번, 20번을 거듭 깼다 잤다를 반복하는 악몽의 밤을 보내고서야 겨우 아침을 맞이할 수 있었다. 도대체 내가 잤는지 아니 잤는지 분간이 안 되고, 살았는지 죽었는지, 앞으로 얼마나 더 살 수 있을 건지, 곧 죽을 건지 구별이 안 되는 세월이었다.

심장의 시

어둠 없는 깊은 어두움 속에,

버릇처럼 잠을 거부하는 좁고 편편한 작은 심장.

죽음을 멸시하는 욕망이 병과 함께,

거부할 수 없는 죽음으로 눕혀진 병상.

여기에 잠들지 않으려는 몸부림으로,

경련하는 심장-아픈 가슴보다 뜨거운 공포.

호흡같은 기도로 잠시 잠든, 깨울 수 없는 안타까움.

이런 불면의 연속에서 한 가지 깊이 깨달은 것은 절대 억지로 자려고 고민하고, 발버둥쳐서는 안 된다는 점이었다. 생명까지 위태롭게 느껴지던 그때에 그나마 이런 깨달음은 위험한 고비를 넘기는 데 상당히 도움이 되었다. '자야지, 자야 한다, 자야 하는데' 로부터 어느 정도는 벗어난 것이다. 그 후 〈중앙일보〉 기사에서 '억지로 잠을 청하면 불면증 심해져' 라는 큰 제목이 보였고, 관계 기사를 보니 미국인의 25퍼센트가 편안한 잠을 못 잔다고 나와 있었다. 그리고 불면을 수면제나 술로 해결하려 해서는 절대 안 된다.

위에 언급한 같은 신문에서 '약물로 인한 사망자의 3분의 1이 수면제와 연관이 있다' 고 미국 보건성 통계에 나와 있다고 했다. 어쨌든 당시 이런 깨달음으로 겨우 죽지 않고 버텼지만, 그 후로도 불면증은 30년 이상 더 이어졌다.

가장 극심했던 불면 상황은 50대 중반의 사업을 할 때인데 그때도 무척 온몸이 아플 때였다. 어느 정도로 불면이 심했나 하면 약 3~4개월을 전혀 잠을 잔 기억이 없는 것이다. 아마 바로 그즈음이 유서를 쓰고 '3년만 살려 달라' 고 기도했던 때일 것이다. 도무지 산다고 할 수 없는 시간들이었다.

한번은 한여름 해수욕장에서 나보다 15살이나 더 많으신 분이 물 속에서 한 시간이고 두 시간이고 놀고 있는데 나는 바닷물에 발을 대는 그 순간 바로 발이 차가운 것이 아니라, 시리고 아려서 깜짝 놀랄 동통으로 발을 바로 후다닥 뺄 수밖에 없었다.

지금 생각하면 70세가 다된 나이에 건강 장수에 관한 글을 쓸 수 있는 것은 그 아프고 힘든 시기를 약을 먹지 않고 버텼기 때문임을 다시 한 번 기뻐한다. 그리고 그렇게 할 수 있었던 힘은 증상 즉 요법에 대한 철저한 신뢰, 현대의학은 대증의학으로 모든 약은 독이라는 지식, 그 지식에 대한 믿음과 확신의 힘이었다.

무엇보다 그러한 지식을 확신케 해준 나의 수많은 산 경험이었다. 가벼운 병에는 지식만으로 실천이 될 수 있을지 모르지만, 만성병이나 깊고 큰 병에는 단지 아는 것만으로는 실천이 어렵다. 그러기에 약이 해롭다는 것쯤은 많은 사람들이 알지만 실제 생활에서는 제대로 적용이 안 되는 것이다. **온전한 믿음과 확신이** 없이는 실천이 어렵다.

불면증
5가지 법칙의
실천 요령

그러면 깊고 깊은 불면에서 어떻게 헤어날 수 있었나? 병을 고치는 방법은 동일하다. 앞서 말한 다섯 가지 법칙을 신뢰하고, 부지런히 적용, 실천하기만 하면 된다. 이 다섯 가지 법칙은 참으로 신기하다. 그 점은 여러분도 앞으로 자신의 증상이나 병에 적용해보면 알 일이다. 불면증에도 똑같이 적용해보자.

이제 다섯 가지 법칙을 일일이 말하지 않아도 다 아실 줄 안다. **1법칙은 결심이다.** '불면증이라는 병을 고치겠다, 고칠 수 있다' 는 의지와 결심이 우선해야 한다.

나는 그런 결심을 하기 전부터 이미 오래전에 기본 지식인 '몸의 증상은 몸 자체의 치료책임' 을 확신했다. 따라서 현대의학의 치료법은 대증의학으로 근본적으로 병을 고치는 것이 아니라, 임시로 몸의 증상만 제거하는 땜질식 방법으로 오히려 병을 만성화시키고 키우는 것임을 역시 확신했다. 따라서 1법칙의 결심 이전에 벌써 **2법칙은 상당 부분 실천**하고 있었던 셈이다.

그다음 **3법칙 '모든 약은 독이다'** 는 특히 불면증에 필요하다. 불면증을 수면제로 해결하려는 생각을 해서는 안 된다. 수면제로 흔히 주는 약이 항히스타민제인데, 이것은 콧물, 재채기, 눈 가려움 등의 알레르기 증상을 줄여주는 약이다. 그런데 항히스타민제가 불면을 개선시킨다는 의학적 근거는 없다. 오히려 어지러움과 졸음이 오므로 복용 후 기계 조작이나 운전을 하면 위험하다. 사람에 따라서는 아침에는 멍해지고 어지러움, 입 마름, 변비, 졸음, 식욕 증가, 붓기, 시야 흐려짐 등의 부작용이 따른다.

또 우울증 약에 졸음을 유도하는 성분이 든 약이 있어서 불면증에 우울증 약을 주기도 하는데 이것도 심장부정맥, 발기부전, 어지러움, 하지불안증후군 등의 합병증을 유발한다고 한다. 그리고 수면제의존은 수면제 중독을 불러 중독된다. 흔히 자살하는 유명인을 비롯해서 자살한 사람을 조사해보면 대부분 수면제나 우울증 약을 복용 중이었다는 기사가 동반되는 것을 보면 수면제 의존이 얼마나 육체와 정신에 해로운지를 알 수 있다.

수면제 복용으로 자는 잠은 깊은 잠이 없고, 전부가 얕은 잠이다. 수면제나 알코올은 약간의 수면을 얻는 대가로 너무나 많은 것을 잃게 한다. 심지어 수면제는 근육의 힘을 빠지게 하는 성분도 있어서 수면 무호흡증환자에게는 더욱이 위험하다. 그 외 혈압도 높아지고 낙상의 위험도 있고 몽유병을 유발하는 등의 수많은 위험성이 도사리고 있다. 수면제와 알코올을 함께 먹는 것은 거의 치명적이다.

다시 내 얘기를 하면 나는 이런 수면제는 이미 철저히 지키고 있었지만, 딱 한 가지 잠자는 조건만은 내가 생각해도 힘들고 까다롭다. 수십 년의 불면이 그렇게 만들었는지도 모를 일이다. 하여간 이러한 나름대로의 원칙을 철저히 지켜 하루하루 버텨갈 수 있었다. 하나 그것만으로 태부족이다.

4법칙도 지켜야 했다. 네 번째는 앞의 위장병에서 열거한 것처럼 소식, 운동, 마음 문제를 자신에게 맞게 성실히 실천하면 완성이다. 소식은 사람에 따라 단지 평소 식사량의 20퍼센트를 줄이기만 해도 대단한 효과를 본다. 그걸로 부족하면 20퍼센트를 줄이되 주식의 종류를 현미 잡곡식으로 바꾸면 탁월한 진전이 있다. 그래도 안 되면 오후 7시 이후의 간식을 없애는 것 등으로 강도를 높여가면 된다. 언뜻 불면증이 식사와는 무관한 듯 보여도 내경우를 보면 아주 밀접한 관계가 있다.

특히 과식과 밀접한 관련이 있다. 그러니까 술, 카페인, 약뿐만 아니라 과식을 해도 잠이 잘 오지 않는 경험을 수없이 했다. 과식은 혈액을 위장에 집중시켜 다른 장기에 혈액이 가지 못하게 막는다. 쉽게 생각해 소화에 에너지가 필요하듯 잠드는데도 에너지가 필요하다는 점을 이해하기만 하면 된다.

따라서 과식하면 우리 몸의 에너지(엔자임)가 소화에 집중하느라 수면에 집중하지 못하여 불면이 오는 것이다. 간단히 생각해보면 어린이들은 금방 잠이 들고 깊이 오래 잔다. 반면에 나이 들수록 잠드는 데도 시간이 걸리고, 자더라도 얕게 자고 금방 잘 깨는 것은 몸의 에너지가 그만큼 쇠퇴했기 때문이다.

오래전〈중앙일보〉기사에서 '잠이란 낮과는 다른 또 하나의 능동적인 삶의 활동이다' 라는 말이 나왔는데, 이 말은 잠은 단순히 수동적인 휴식이 아니라 적극적인 육체활동의 하나라는 말과도 일치한다. 운동, 소화에 에너지가 필요하듯 잠에도 상당한 에너지가 필요하다. 많은 사람들이 이러한 단순한 이치를 몰라 어려움을 겪는 경우도 많다. 그다음 적당한 운동도 요구된다. 완전히 기가 다 빠진 심신 허약 상태가 아니라면 적당한 운동은 불면증에 반드시 도움이 된다.

운동과
전신쇠약
그리고 신경쇠약

소화나 수면에도 에너지가 필요하다고 했는데 내가 20대 중후반 강력영양제(비나폴로)를 먹고 가슴에 쉿소리 나고 토하고 심장이 뜨거웠다고 했던 바로 그 시절, 자다가 10번 이상을 깨고, 심장이 항상 뜨끈한 아주 기분 나쁜 느낌의 그때 소화나 수면은 말할 것도 없고, 움직이거나, 책을 보거나, 심지어 눈을 뜨고 있는 자체가 피로한 적이 있었다.

한번은 집 청소를 한답시고 약 50미터를 빗자루질을 했는데 손가락 사이에 물집이 생긴 적이 있었다. 20대의 젊은이인 나로서는 도무지 이해가 안 되었고, 더욱이 당시는 그것이 온몸의 기가 다 빠져서 그런 것이라고는 아예 생각을 안 했다.

그뿐이 아니다. 책을 겨우 10~20분 봤는데 눈이 충혈되어 아프기까지 했고, 거기서 더 가면 심장이 뜨끈해지면서 가슴이 열이 가득 찬 것처럼 답답해졌다. 심지어 책을 안 보고 그저 눈을 뜨고 한두 시간만 있어도 눈이 아프고 어지러웠다. 그보다 더 괴로운 것 중의 하나는 안 좋은 정보가 정신에 들어오면 나가지를 않는 것이다. 아마 독자는 이 말 자체를 납득하기조차 어려우실 줄 믿는다.

예를 들면 평소 아는 사람이 내 발을 밟고는 미안하다는 말도 없이 그냥 지나친다거나, 나를 에둘러 약속을 잘 안 지킨다거나 등 평소 같으면 그냥 넘어가버릴 아무것도 아닌 아주 사소한 일인데 당시는 그 정보가 정신에 쏙 박혀서 나가지를 않는 것이다.

'저 사람이 왜 저런 말을 하지?', '왜 남의 발을 밟고는 미안하다는 말 한마디 없이 그냥 가지?' 너무도 괘씸하고 화가 나서 밤새 그 생각을 하게 되는 것이다. 그런 식으로 사물을 보게 되면서 평소 섭섭했다거나 잘못된 것이라고 생각했던 수많은 일들!

'저 사람은 왜 나를 보고는 그냥 가지? 나는 아는 체를 하는데? 사람이 어떻게 저럴 수가 있단 말인가?' 게으른 사람, 교활한 사람, 무척 인색한 사람, 고집만 센 사람, 권위적이고 단정적인 사람, 교만하고 건방진 사람, 무정하고 삭막한 사람, 기타 수많은 인간 군상들의 온갖 쪼잔하고, 이기적이고, 배타적이고, 배려와 친절이 결여된 행동들이 선명히 들어오면서 사람들이 미워지고, 싫어지고, 보기조차 싫어지면서 밤이면 밤마다 그 모든 부정적이고 잘못된 생각들이 정신에서 떠나지를 않고 파편처럼 박혀서는 불면의 밤을 더 길고 고통스럽게 하는 것이다. 육체적 병에 더하여 정신마저 분열을 일으킬 정도로 머리를 쥐어뜯고 벽에 부딪혀서 죽고만 싶은 수많은 밤들. 조각난

밤과, 분열된 정신, 파괴되고 녹아내리는 듯한 육체 극심한 우울증. 나는 여기서 어떻게 탈출한다는 말인가?

그때 마침 아직은 죽을 때가 아닌지 생각과 번뇌 속에서 하나의 빛의 번쩍임 같은 영감이 떠오른 것이다. 그 생각이란 다음과 같은 깨우침이었다.

'그래, 이것은 결국 사람들을 내게 맞추려고 하기 때문이다. 내 자신이 자기중심적이고 나라는 작은 우물에서 벗어나지 못했기 때문이다. 이제부터는 사람들이 나처럼 되기를 바랄 것이 아니라 내가 저 사람들처럼 되자.'

남의 눈 속에 티끌을 뽑으라 하기 전에 내 눈의 들보부터 뽑으라는 위대한 말씀도 있지 않는가? 나라고 저들 보기에 잘못과 약점이 없겠나? 나도 똑같아지는 거야!' 그렇게 생각을 한 후론 이기적인 사람에게는 나도 좀 이기적으로 대해주고, 건방진 사람에게는 나도 좀 건방지게 빼딱하게 나가고, 게으른 사람이나 권위적인 사람에게는 나도 적당히 게으르거나, 뻣뻣하게 대하는 방법이었다.

'그래, 내가 언젠가 병이 낫고 정신이 더 넓어져서 저런 모든 평범하고 쪼잔한 인간들을 다 포용할 수 있을 때까지 저들과 똑같이 사는 것이다.'

죽음보다 더한 정신과 육체의 고초 속에서도 이러한 깨우침 들은 당시를 어느 정도 극복하도록 도왔고 그보다 먼 세월이 흘러 내 인생에서 커다란 배움을 주고 성장케 한 경험들이었다. 앞서 나열한 증상들이 무슨 현상이었을까?

　정상적인 활동은 물론이고 소화, 수면, 아주 가벼운 일, 책 읽는 것, 단지 눈뜨고 있고 생각하는 일조차 힘든 심신! 나중 시간이 지나 그때를 돌아보아도 그때의 나는 **신경쇠약과 전신쇠약**이 함께 왔던 것이다. 거기 더하여 심한 간 기능 장애에 의한 독소분해결핍증으로 이전에 먹은 약과 알코올 등의 독소가 완전히 배출되지 않은 이유라고 생각된다.

　당시 주위 몇 분이 신경이 너무 예민하다며 진지하게 운동을 권했다. 나는 이전에도 운동을 할 때마다, 가슴은 더 뜨겁고 더 소화나 잠은 더 안 오는 것을 확인했지만 나를 위해 진지하게 권하므로 다시 한 번 운동을 시도했다. 그러나 결과는 마찬가지였다. 운동을 할수록 다리는 더욱 무거워지고 가슴은 더 뜨겁고, 소화와 잠은 더 악화되었다. 아니 조금만 움직이고 눈을 오래 뜨고만 있어도 많은 증상들이 나타났다.

　이런 현상은 보통 중병을 오래 앓아 죽음의 때가 임박했거나 아주 나이든 노인들이 병들었을 때나 일어날 수 있는 현상이 아닌가? 그런 것을 20대 후반에 겪었으니 할 말이 없다. 이런 극단적인 내 투병기까지 실은 이유는, 드물게는 사람이 너무 심신쇠약하면 운동이 도움이 아니라 무리가 될 수도 있음을 말하고자 함이다.

　사실 그 후로 오랜 시간을 움직일 때보다 집에서 쉬고 목욕이나 하고, 아무 생각 없이 고민 없이 편안히 지내면 지낼수록 잠도 조금 낫게 자고, 밥도 조금이라도 많이 먹을 수 있는 삶을 살아야 했다. 그러니 사람들이 주위에서 어찌 이해했겠는가! 예민하다거나 신경성이라고 진단한 것도 무리는 아니었다는 생각이 든다.

당시는 20~40대 사이의 많은 세월을 많이 움직이고 신경을 많이 쓸수록 소화가 안 되고 잠도 잘 안 오고 반대로 쉬면 쉴수록 소화나 잠이 더 잘 오는 삶을 살아야 했다. 심지어 한때는 거의 1~2년을 헛기침하며 산 적도 있다. 헛기침을 아시는지 모르지만 노인들이 진이 빠져서 아무병도 없이 콜록 콜록거리는 현상을 말한다. 노인들의 해수병 같은 것이랄까! 심할 땐 기침이 심하여 구토증이 올라올 정도였다.

특히 말을 많이 하면 더 심하여 말도 삼가야 했다. 총각 때라 중매로 선을 보는 자리에서도 헛기침을 심하게 하여 이상한 눈총을 받은 적도 있다. 이상과 같은 현상을 20대 후반과 30대에 겪었으니 내가 얼마나 심신이 허약하고 쇠약했는지를 이해하시리라 믿는다. 그다음은 '마음' 인데 불면증에는 특히 마음의 요소가 중요하다. 불면증을 고치기 위해 내가 사용한 몇 가지들은 앞서 언급한 '꼭 자야지!' 라는 강박관념에서 벗어나는 것이 중요한데 '오늘 못 자면 내일 자고, 내일도 못 자면 모레 자면 된다' 는 배짱이랄까! 믿음이 필요하다.

물론 처음 불면증을 겪는 분들은 '아니 여러 날 못 자면 병이 더 커지지 않나?' 라며 병으로 파고들게 되지만 나는 오랜 불면을 통해 사람이 결코 잠 못 자서 죽지는 않는다고 확신한다. 내일이든 모레든 결국은 잠이 오게 되어 있다. 의심스러우면 일부러 이틀이나 3일을 자지 않으려 노력해보라. 거의 불가능할 것이다. 억지로 자려고 하지 말고, 편안하게 잠 안 오는 그 시간을 행복하게 보내라. 좋아하는 음악을 조용히 듣기나 즐거운 공상이나, 오래 동안 숨 참기, 최대한 호흡을 멈춘 다음 숨을 들이마시거나 내쉬거나 하면 한두 번 만에 피로가 몰려오면서 잠든 적도 있다.

그러나 이런 것들이 실패했다고 낙심하지 말라. 그런 낙심이 불면을 가중시킨다. 그러려니 하고 다시 다른 방법을 모색하라. 수많은 방법들이 있다. 안 되면 포기하고 그 시간을 독서나 공부 등으로 유용하게 보내라. 불면을 적으로 생각하지 말고 친구로 여기고 최대한 활용하라.

나는 지금도 하루 두세 번은 소변이나, 목말라서 깨지만 스트레스는 전혀 받지 않는다. 오히려 당연하게 받아들이고 10~20번 깨던 때를 생각한다. 아니 10번씩 깨던 시절에도 오랜 불면의 세월이 흐른 후에는 스트레스를 의외로 많이 받진 않았다. 오랜 불면증이 준 면역력이랄까! 지혜랄까! 달관했다고 함이 옳을 듯하다. 세계에서 가장 많이 발행된다는 잡지(Watch tower)에서 밝힌 '단지 눈을 감고 누워만 있어도 잠자는 것과 비슷한 효과가 있다' 라는 구절을 항상 생각한다. 편안히 누워만 있어도 잠자는 효과가 있다니 이 얼마나 격려가 되는 말인가! 언젠가 TV에서는 몇 년을 앉아서 잔다는 사람도 보았는데 누워 있을 수 있다는 것만으로도 얼마나 다행인가!

나는 거의 20년 전부터 하루 단위로 생활한다. 다시 말해서 내일은 가능하면 생각하지 않고, 당장 오늘에만 집중한다. 오늘만 생각할 때의 유익은 의외로 크다.

첫째, 고민이 하루 분량밖에 안 되니, 염려할 것이 매우 적다.

둘째, 사는 날이 오늘 하루밖에 안 되니 시간이 너무 빨리 잘 간다.

셋째, 짧은 만큼 하루하루가 아쉽다. 아쉬우니 하루가 귀하고, 귀한 만큼 시간을 소중히 여기게 된다.

넷째, 시간이 소중하고 빨리 가는 만큼 잘 보내려 하다 보니 하루하루가 즐겁다.

다섯째, 하루만 생각했는데, 그런 하루가 자꾸자꾸 오니 하루하루가 고맙고, 아주 많이 오래 사는 것 같다.

마지막으로, 그러한 귀한 시간에 만나는 사람들도 소중하고, 그런 귀한 시간에 하는 모든 일들이 소중하게 느껴진다.

이렇게 하루 단위를 물처럼 사는 것이 내 신조다. 그러니 불면의 그 시간도 귀중하고 아쉬운 것이다. 이렇게 해도 안 되면 마지막 5법칙을 적용하라! 내 경우는 위의 4법칙으로 거의 고치긴 했지만, 내 경우는 포괄적 병인지라 마지막 5법칙도 실천했다. 그것은 더 많은 건강 공부와 거기에서 착안한 단식과 현미 잡곡식과 채식 그리고 좀 더 많은 운동과 잦은 등산 등이었다.

더 깊은 공부를 위해 읽은 책 중에는 여러 좋은 제안들이 나와 있는데, 불면증과 관련하여 읽은 책 중에는 《불면증 당신도 치료될 수 있다》가 있다.

수면클리닉 의사가 쓴 책인데 특히 그곳에는 이 책에서 권장하는 방법인 자연치유력으로 치유하는 원리에 따라 수면제 등의 인공적인 방법을 전혀 사용하지 않고, 순수 자연방법으로 치료하는 불면증 '인지행동치료'에 대해서 소개하는데 내가 소개한 방법들이나 그외 많은 방법들이 소개되어 있다.

이렇게 불면증이나 우울증, 신경쇠약 등도 이 책의 다섯 가지 법칙을 적용하기만 하면 자연 치유할 수 있다. 그 이외 다른 어떠한 병도 이 다섯 가지 원칙을 적용해서 차분히 실천해나가면 자신의 힘으로 내 몸속의 자연치유력만으로 병을 고칠 수 있다. 다행히 불면증 같은 것은 그렇게 위험한 병은 아니므로 자연치유력을 키우기에 참 적합한 병 중의 하나라고 생각한다.

간장병,
간 기능 장애,
알코올의존증

　내 병의 핵심 중 하나는 간 기능 장애다. 병원에서 진단이 나온 것은 '간디스토마'와 약간의 지방간이나 물혹이 있다는 것이고, '퀀텀 기계'에서는 거듭 C형간염이라고 나왔다. 그러나 병원의 진단도 중요할 수 있겠지만 더 중요한 것은 본인이 느끼는 자각 증상이다. 나는 병원에서 특별한 진단이 나오지 않았으므로 증세 중심으로 자연 치유할 수밖에 없었다. 아마 간경화나 간암이란 진단이 나왔더라도 방법은 동일했을 것이다. 병명이 무엇이든 내가 겪은 증상은 주위에서 보고 들은 어떤 환자보다 힘든 것임을 말해주고 싶다.

　앞서 말했듯 술을 2년 정도 끊고 난 후 소화나 수면에 호전 기미가 없어 술을 다시 몇 번을 먹었는데, 정말 견디기 어려운 증상이 나타났다. 극심한 한기로 시작된 병은 가슴에 가득 찬 열과 답답함이 전신을 지배했다. 하룻밤에도 몇 번이고 온몸과 옷과 이불이 땀에 가득 젖고, 이불이 쉰내가 날 정도로 며칠 내내 심한 땀을 흘렸다. '그동안 뜨끈했던 가슴의 열이 땀으로 나오는 것일까?' 가래도 계속 나오고 구토증이 나는데, 한번으로 그치지 않고, 조금 가라앉다가는 다시 심한 열과 함께 두통, 구토증이 났다. 무엇보다도 가슴의 답답함과 코 막힘으로 숨쉬기가 어려웠다. 잠이라도 푹 자면 좀 나을 듯한데 원래 없던 잠이 병으로 더 심해지니 그야말로 진퇴유곡이었다. 이불을 머리까지 덮어쓰고 온힘을 기울여 토막잠을 자면 전신이 식은땀으로 가득차면서 어느 정도 시원해졌지만 불과 얼마 있지 않아서 다시 답답함이 가슴과 복부 깊은 곳까지 점령하면서 다시 이불을 덮고 땀을 흘리지 않으면, 두통과 이마의 얼음 같은 차가움과 구토증과 숨 막힘으로 견딜 수 없었다.

이런 증상 속에서도 병원에 가지 않을 수 있을까? 이런 때에도 약을 먹지 않을 수 있을까? 그때는 역시 약 복용은 신물 나게 경험했고, 부작용도 처절히 경험한지라 죽어도 가지 않고 버티는 외에 아무런 할일이 없었다.

여기서 분명히 밝힌다. 나는 여느 사람처럼 단순히 주워들은 토막 지식에 의해서 병원과 의사와 약을 맹목적으로 피하는 사람은 아니다. 10년 이상의 병원과 약 복용 중심의 투병 경험에 의해, 그리고 그 후로도 30년 이상 온몸으로 건강지식을 체험하고 내 몸의 자연 치유력을 실험하여 오갈 데 없는 막다른 골목에서 최종적으로 내린 결론을 적용한 것이다.

당시는 혼자 자취 생활 하던 때라 별다른 민간요법도 사용하지 않았다. 어쨌든 달리 방법이 없어 자연치유력만 믿고 끝까지 버티니 결국 서서히 좋아졌다. 일단 고비는 넘겼지만 헛기침하고 콜록거리는 증상이 뒤를 이었다.

이 모든 증상의 이유는 무엇일까? 한 가지 특이한 것은 2년간 금주하기 전에는 술을 조금씩 먹어야 잠도 잘 오고 밥맛도 좋았는데, 2년간 금주한 후 다시 먹은 후로는 전혀 다른 양상이 나타났다.

즉 이젠 술을 먹기만 하면 오히려 잠을 이루기가 더 힘든 것이다. 그러나 밥 먹는 것은 술 먹을 때가 더 좋았다. 종잡을 수가 없는 몸의 상태들이 이어졌다. 확실한 것은 알코올 섭취가 좋지 않은 결과를 준다는 것이었다. 그래서 '가능한 한 술은 안 먹어야지' 라고 결심하고 반금주생활을 했다. 그러나 20~30대 한창 나이에다 이런저런 경제문제, 청춘들이 겪는 문제 등 부득이하게 술을 먹어야 했고 커피, 홍차, 녹차, 콜라는 물론 먹었다. 몸 상태는 계속 안 좋았지만 젊음으로 버텼다.

그렇게 아주 가끔 음주하는 사이 1980년경 충격적인 개인사가 있었고, 환경의 영향을 받아 때론 폭주를 하기도 했는데 드디어 몇 년 전처럼 심한 독감 같은 증상이 나타났다. 이전 정도의 심한 몸살이지만, 증상은 조금 달랐다. 가만히 누웠는데도 가래가 끓고, 호흡이 어려울 정도의 답답함 그런데도 잠시라도 이불을 나와 있으면 머리가 차가워지면서 심한 구토 증세와 목의 통증과 기침으로 다시 이불 속으로 들어가서 땀을 흘리고 있어야 그나마 조금 나아졌다. 그러한 고통이 다시 약 한 달 정도 아파 눕기만 하면 7일은 기본이고, 심하면 한 달 이상을 갔다.

그 후에도 완쾌되었다기보다 심한 증상들이 사라지면 그냥 살아가야 했다. 대충 윗불만 끈 채 적당히 봉합하고 이어지는 삶, 그것이 내 일상이고 내 생활이었다. 그저 조금이라도 덜 아프면 다행이랄까, 그냥 나는 항상 아프고 허약하고 수많은 증세에 시달렸다. 이런 증세들은 단지 술 때문인가? 너무 허약해서인가?

어느 날 내가 많이 아프다는 소문을 들은 한 동료가 문병을 와서는 자신이 읽어보고 좋았다며,《자연건강백과》라는 건강 서적을 빌려주었다. 사실 그동안은 약도 안 먹고 우리 몸에는 자연적으로 병을 고치는 힘이 있으므로 몸을 따라야 한다는 생각을 했고, 주위에도 그렇게 설파를 했지만 확실한 근거가 없었다. 내 스스로도 내 말에 대한 100퍼센트의 확신도 부족했다. 그런데 이 책을 접한 후부터는 내 이론에 확신을 가지게 되었다. 그 책의 요지는 다음과 같다.

1) 의약을 사용한다는 것은 자연적인 것을 파괴하면서 인위적인 병의 발병을 돕는다. 모든 약은 독이다.

2) 병은 의사가 만들고 있다. 주사란 담을 넘어 창으로 뛰어드는 것과 같아서 제 집에서 기른 개라도 짖게 마련이다.

신들러 박사는 "병의 6할까지는 의사가 만든 것이다"라고 했고 드레이크 박사는 "대부분의 만성병은 의사가 만든 병"이라고 술회했다. 새삼 얼마 전 고려대 의대생이 "의사는 합법적 살인 면허를 가진 사람”이라고 한 말이 내 배움과 확신에 박수를 치는 듯해서 다시 적어 본다.

3) 질병이란 자연치유력이 작용하고 있는 과정이다. 즉 여러 가지 아픈 증상은 그 자체가 병이 아니라 몸속의 병을 고치려는 몸 자체의 요법이다. 한마디로 ‘증상 즉 요법이다’를 확신시켜 주었다.

그 후로는 건강 책에 관심을 가지고 이것저것 책을 봤는데 특히 내 병이 간장병이라고 여겨 간장병에 대한 책을 많이 보았다. 그런데 내가 본 모든 간장병 책에는 공통적인 것이 있었는데 그것은 ‘모든 간장병에는 약이 없다. 간장병은 잘 먹고 잘 쉬는 것이 최선이다’라는 것과, ‘간장병은 마음의 병이다’라면서 마음을 편안히 가질 것을 권고한 것이 전부였다. 감기를 치료하는 약이 없는 마당에 어느 병인들 근본 치료약이 있을까마는 특히 간장약은 더 없다는 것이 현대의학의 현주소다.

그러면 나는 이러한 간 기능 장애와 알코올 부작용 등을 어떻게 고칠 것인가? 방법은 역시 **이 책의 5법칙을 적용하기만 하면 된다.** 그래서 다른 병들과 함께 몽땅 1법칙, 고쳐야겠다는 굳은 결심을 했다. 그동안의 수많은 투병생활을 통해 ‘이제는 막다른 골목이다. 더 이상 이런 생활을 하다가는 고통 속에서 죽겠다’는 대오각성이 결심을 이루었다. 2법칙 실천, 그러기 위해 우선 알아야 했다. 현대의학은 대중요법으로 병을 근본적으로 고치지 못한다. 병을 고칠 수 있는 유일한 길은 몸 자체의 자연 치유력뿐이다.

그리고 건강지식에는 **먼저 자신의 병이 무엇인지를 아는 것**이 포함
된다고 피력했다. 내 경우는 병원에서 병명이 안 나오고, 한의원이나
책에서도 정확히 정의 내려 판단하기 어려운 기능적이고 복합적인
것이기에 내 병을 정확히 알고, 확인하여 건강 개념을 정리하는 데만
30~40년 걸렸다. 나머진 알고도 제대로 대처하지 못하거나 전문적인
지식으로 무장하는 시간까지 합하여 46년이 걸린 것이다. 이 부분에
서의 내 병은 '독소분해 결핍증' 으로 특히 간이 약, 알코올, 카페인,
기타 합성화학물질을 분해하는 효소가 거의 결핍된 병이라고 결론
내렸다.

따라서 언급한 극심한 독감(급성간염)은, 본래 약한 체질에, 간기
능 장애로 약과, 술등을 분해 못하는 상황에서 급성 간염을 앓은 것
이라 본다.그 다음 3법칙의 '모든 약(합성화학물질)은 독이다' 를 확
신하고 실천하는 일이다. 불면증이 그렇듯 간장 관련 질병에도 이 법
칙이 무엇보다 중요하다. 왜냐하면 간장의 주된 기능이 독소 분해이
기 때문에 약이 들어가면 제일 먼저 힘 드는 장기가 간이다.

보통 사람들은 3법칙에서 약 금지 하나만 지켜도 간장병에 대단한
도움이 된다. 하지만 간 기능이 좋아서 약을 많이 먹어도 별다른 부
작용을 느끼지 못하는 사람일수록 약의 효능으로 나타나는 일시적인
'증상 소멸 현상' 으로 인해 약을 지속적으로 먹게 된다. 그러나 결국
은 약의 독성이 오랫동안 쌓여서 10년이나 20년, 아니 그보다 더 오
랜 후에 나타날 수 있다. 그때쯤이면 갑자기 나타난 자신의 병이 오

랫동안의 약이나 술, 담배 등의 합성화학물질 때문임을 깨닫지 못하는 경우가 대부분일 것이다. 이렇게 간 기능 장애의 초기 신호들을 자연스럽게 소멸시키지 못하고 인위적으로 증상을 감추어 나가기 때문에 실제 병은 안으로 숨게 되고, 어느 날 갑자기 간염이나 간경화, 간암이란 진단을 받게 되는 것이다.

그러니까 진단을 갑자기 받았다고 해서 병도 어느 날 갑자기 생겼다고 생각하면 큰 오산이다.

고로 이 책의 다섯 가지 법칙을 확실히 터득하는 것은 병의 치유뿐 아니라, 병의 예방과 장수에 필수적으로 기여하는 것이다. 갑자기 죽을병이나 큰 병에 걸릴 수가 없다. 약과 술, 담배 등으로 신호기능이 마비되거나 약해진 경우가 아니라면 작은 증상도 몸이 신호를 보내준다.

나같이 예민한 체질에다 약이나 인공합성물질을 먹지 않는 사람일수록 신호가 즉각적으로 온다.

따라서 내 경우처럼 특이하게 '독소분해결핍증' 으로 알코올이나 카페인 등의 분해효소가 거의 안 나오는 분들은 그런 류의 물질이나 식품을 먹으면 즉각 몸에 이상이 나타난다. 이것은 병이 아니고 인체의 고마운 안내이고 안전을 위한 신호다. 때론 콜라나 녹차나 홍차까지도 금지해야 한다. 쉬운 일이 아니다. 나 역시 처음부터 콜라 같은 맛있는 것을 안 먹은 게 아니다.

특히 다들 함께 먹을 때나, 콜라가 궁합이 잘 맞는 피자나 스파게티 등을 먹을 때는 안 먹기 매우 어렵다. 그러니 콜라를 안 먹기까지도 아주 여러 번 시험했다. 더욱이 불완전한 인체는 묘하게 몸에 안 좋은 음식을 선호하는 경향이 있다. 차 종류 중에 사람들이 가장 많이 찾는 것은 몸에 해를 줄 수 있고 중독을 일으키는 커피다. 마실 것 중에 사람들이 죽고 못 사는 것에는 역시 중독을 일으킬 수 있는 술이다. 음료 중에 가장 맛있고 특히 청소년이 가장 선호하는 것은 인체에 해로운 콜라다. 마시는 즉시 이빨을 상하게 한다는 보고도 있을 정도다. 인간을 뿅 가게 하는 마약은 물론 술보다도 끊기 어렵다는 담배 등 사람들이 좋아하고, 중독될 수 있는 것은 대체로 해로운 것이라고 보면 된다.

'몸에 좋은 약일수록 입에 쓰다' 는 말이 괜히 나온 것은 아닌 모양이다.하여간 나는 그런 식으로 술, 커피, 녹차, 홍차, 나중엔 코코아나 초콜릿도 조금만 많이 먹으면 어김없이 잠이 안 왔다. 이 모든 것과, 하는 김에 인공음료나 인공조미료나 각종 가공식품까지를 완전히 끊은 것이 60을 갓 넘었을 때다. 처음은 매우 어려웠다.

특히 술같은 경우는 전망 좋은 절경에다, 좋은 안주와 절친이 있을 때는 매우 어렵다. 이거야 술 먹어 본 분들은 잘 알 테고 오죽하면 술 못 끊어서 죽는 사람이 속출하겠는가? 물론 알코올 분해효소가 철철 나오는 분들은 다르다. 내가 아는 분 중에는 평생 술을 즐기고도 80대 후반이나 심지어 95세까지 장수하신 분도 보았다.

담배나 마약처럼 확실하게 해롭다고 공인된 것은 당연히 금지해야겠다. 약은 금지된 것이기는커녕 오히려 권장되고 있는 것이지만, 술이나 커피 등은 자신이 이 책과 또 관련된 수많은 책과 체험, 관찰을 통해서 현명한 판단을 해야 한다.

그런데 간장병이나 알코올 의존증 등에 술을 얼마동안 금지해야 할까? 모든 간장병, 간염, 간경화는 말할 것도 없고 알코올의존증이나 알코올 중독, 간 기능 장애자는 단 한 방울의 술도 먹지 말아야 한다. 이 말은 단순히 내 의견이 아니고, 많은 건강 책에 공통적으로 나와 있는 것이다. 완치하려거나 제 수명을 다하려면 그렇게 해야 한다. 고치기 싫거나 천수를 다하기 싫다면 먹어도 무방하다. 술 없이, 커피 없이 무슨 재미로 사느냐고? 그런 말씀은 그로 인해 엄청난 고초를 겪어보지 못한 분의 배부른 소리라고 생각된다. 우리 주위의 사람들이 부르짖는 그 어떤 신음소리라도 나와 내 가족에게도 임할 수 있다.

"낮은 자의 부르짖음에 귀를 막는 자는 자기가 외칠 때에도 대답을 얻지 못한다"는 기가 막히게 적합한 말도 있듯이, 자신이 보기에 하찮게 보이고 힘들어 보이지 않더라도 당사자는 고통스러울 수 있음을 알아야 한다. 그로 인해 고통을 겪어보면 그들이 그런 것들을 멀리하는 이유를 납득하게 된다.

처음에 끊기까지가 어렵지 3~6개월만 잘 버티면 다른 좋은 세계를 발견한다(사람에 따라서 더 오래 걸리기도 한다). 얼마든지 다른 재미나고 흥미 있고, 보람된 일들이 지천에 널려 있다. 오히려 더욱 생산적이고 발전적인 세계를 접하게 된다. 돈 절약되고, 가족과도 더 많은 시간을 보낼 수 있고, 직장일이나 사업에서도 더 진취적이고 생산적이 된다. 평소 하고 싶었던 악기나 그림이나 외국어공부나 컴퓨터나, 기타 무엇이든 배움의 시간을 가질 수도 있다. 거기다 건강 장수까지 겸하니 그야말로 꿩 먹고 알 먹고다.

이렇게 약을 비롯한 자기 몸에 해로운 원수를 제거했다면, 그다음 할 일은 4법칙을 적용하는 일이다. **4법칙은 소식, 운동, 마음 다스리기다.** 각자 자신의 상태와 증상에 맞게 소식하고 운동하고 마음을 다스리면 된다. 내가 4법칙을 위해서 어떻게 소식하고 운동했는지와 마음을 다스리는 데 얼마나 노력하고 책을 읽고 묵상했는지는 이미 위장병, 위무력증, 불면증 편에서 설명했다. 이미 간염이나 간경화 등을 겪었거나 겪고 계신 분들은 익히 아시겠지만, 간장병은 고치기 무척 어렵다.

나는 이제까지 4법칙을 꾸준히 실천하여 상당한 효과를 보았고 비교적 허약한 일반인의 정상적인 일상생활을 할 수 있게 되었다.

그러나 당장 위험한 구덩이에서 벗어나니 욕심이 생겼다. 평생 약한 체력과 갖은 증세로 제한적인 삶을 사는 것에서 벗어나고 싶었다. 그래서 간 기능 장애를 개선하기 위해서도 5법칙까지 실천해야 했다.

5법칙은 내 병에 대해 더욱 전문적이고 자세한 공부를 하고 가장 맞는 자연요법들을 실천하는 일이다. 간 기능 장애자는 평소 약한 소화

기능으로 많은 영양분이 항상 부족하다. 특히 단백질과 미네랄, 비타민 등을 골고루 많이 섭취해야 한다. 따라서 간장병이 계신 분들은 영양이 많은 음식을 최대한 소화가 잘 되도록 섭취해야 함이 아주 중요하다. 사실 모든 간장병은 어떻게 충분한 영양을 섭취하고 충분히 쉬어주느냐가 회복의 관건이다.

인터넷에서 '미네랄 박사'로 유명한 미국의 조엘 월렉 박사는 동물원에서 12년을 근무하면서 동물 454종 대상으로 1만7,500회와 인근의 주민 시체 3,000구를 부검해 얻은 결론을 발표했다. 사람이나 동물이나 자연사하는 사유는 오로지 영양부족 때문이라는 것이다. 그때의 영양소는 단백질이 아니라 비타민, 미네랄, 희토류 등 인체를 구성하는 필수영양소라고 결론지었다.

한편 미국의 뇌암 환자가 급증하자 의사들은 원인을 휴대폰 사용이 원인일 것이라고 추측했다. 조사 결과 뇌암 환자들 대부분은 휴대폰은 사용도 하지 않았다는 것, 원인은 칼륨 부족이었다. 또 신장결석이 생기면 의사들은 칼슘 섭취를 금하라고 경고하는데 무척 미련하고 무식한 생각이라고 일갈한다. 사실은 칼슘이 원인이 아니고 칼슘 부족이 원인이라고 한다. 칼슘 부족은 골다공증, 고혈압, 불면증 등 147종의 질병을 유발한다고 한다. 이런 식으로 무지하게 말하는 의사들의 평균 수명은 미국인 평균 수명 75.5세보다 너무나 빠른 58세라니 어처구니가 없지 않는가?

최근 국립암센터가 암 환자 대상으로 암과 만성질환에 대한 영양

요법을 조사한 결과 암 환자의 61퍼센트가 영양결핍이고, 30퍼센트는 심각한 영양결핍에 빠졌다는 충격적 보고가 있었다고 한다. 그래서 암 치유에 가장 기본적이고 핵심적인 사항이 바로 영양 상태를 개선 면역력을 높이는 것이라는 것이다.

이런 원리에서 출발해서 발전한 의학이 분자교정영양학(분자교정 의학)이다. 분자교정의학이란 식생활을 기본으로 필수지방산, 비타민, 미네랄 등으로 영양소의 균형을 바로잡아 주는 의학으로 질병을 예방하고 치료하는 새로운 의학적 방법이다.

이 의학의 특징은 의약품을 전혀 사용하지 않고, 식사 개선과 영양물질의 투여만으로 질병을 예방하고 치료한다. 그렇게 하고 있는 대표적인 의사들의 모임이 앞에서 몇 번 소개한 '올바른 생활습관을 위한 의사회'다. 그외 국내외를 막론하고 영양 중심의 분자교정의학을 실천하는 의사와 병원들이 많다고 여겨진다. 오늘날 이러한 의학이 발전하는 것은 그나마 병든 인류에게 생수와 같다고 생각한다.

종합적으로 건강 및 질병치유를 위해 영양이 얼마나 중요한지를 이해했다. 그런데 나는 그러한 영양의 가장 꼭대기에 있는 것이 현미라고 말씀드렸다. '올바른 생활습관을 위한 의사회'에서는 현미밥 먹는 법까지 지도한다.

나는 건강 장수 5법칙 실천에서 주식은 반드시 현미 잡곡식(현미 50퍼센트, 잡곡 5가지 이상 섞어서 40퍼센트, 콩 10퍼센트)이나 현미식으로 한다고 말했다. 현미는 소화가 잘 안 될 수 있으므로 50~100

번을 잘 씹어서 소식하고 있다. 오래 씹기도 전에 넘어간다고 하소연하는 분들이 많은데 반찬과 함께 먹어서 그렇다. 밥 넣고 50번, 반찬 넣고 50번씩으로 씹으면 가능하다. 처음엔 백미에 비해 맛없게 느껴지지만 먹을수록 씹을수록 맛있는 것이 현미 잡곡식이다. 나중엔 흰쌀밥은 맛없어 못 먹는다.

새들에게 백미와 현미를 모이로 주면 현미만 먹는다고 한다. 백미는 물속에 오래 담가두면 썩어버리지만, 현미는 발아한다. 그러기에 현미는 살아 있는 식품이고, 현미는 백미보다 영양소가 거의 4배가 많다고 한다(이 점은 학자마다 다르다. 어떤 책은 거의 10~20배라고 한다).

현미는 벼의 왕겨만 벗긴 것이고, 그 현미에서 과피, 종피, 호분층 등 '겨' 라고 불리는 분분을 제거한 것이 '배아미' 이다. 거기서 다시 배아(씨눈)까지 제거해 배젖만 남긴 것이 백미다. 이러니 원래 쌀의 좋은 부분은 다 제거하고 죽은 것이 백미다. 사람들이 이런 죽은 쌀을 수십 년 동안 먹고도 버티고 있는 것이 오히려 신기한 일이다. 온갖 병이 안 날 수가 없다.

백미인지 현미인지가 뭐 그리 중요하느냐고 생각하지 마라. 그 한 가지로도 온갖 병을 고칠 수 있다. 현미가 무슨 약 같다고? 그렇다. 현미가 정말로 우리 몸에 필요한 조물주가 주신 주식이라고 생각한다.

가볍게 예사로 듣지 말고, 현미밥을 부작용 없는 진짜 약이라고 여기고 드시도록 권한다. 약 대신에 현미밥을 약으로 삼는 것도 좋을

듯하다. 부득이 약을 복용하는 분들이라면 더욱 현미를 먹어야 한다.
내가 간장병에 대응하는 방법은 다음 다섯 가지다.

그 외 계속 공부하여 건강에 깨어 있고 건강한 노년을 준비한다. 이
상으로 수십 년 괴롭힌 간장병이나, 간 기능 장애 등의 염려를 대폭
줄이는 삶이 되었다.

고혈압, 증세와
심장병,
협심증

　고혈압 증세와 심장병, 협심증고혈압도 내 병(증상)에서 뺄 수 없는 항목이다. 고혈압은 좀 뚱뚱한 사람이나, 고기 좋아하고 술 많이 마시는 사람이나 걸린다고 생각한데다 하도 아픈 곳이 많고 몸이 호리한 편이라 별로 생각지 않다가, 40대 중반 우연히 혈압을 재다가 무려 110~190의 고혈압임을 알고는 조금 놀란 적이 있다. 가족이나 주위사람들은 '엄청 높은 혈압이라며 놀라고' 병원 가보라! 약 먹어야 한다' 고 당연한 듯 말했다. 그러나 나는 고혈압이란 게 다른 증세 있는 병에 비해 별고통도 없고, 불편을 별 못 느낀지라 '병이 또 하나 늘었구나!' 라는 정도였다.

　그런데 그즈음에 약간 어지러울 때도 있고, 특히 목욕 후 온탕에서 올라올 때 빙 도는 것 같은 느낌을 받을 때가 있고, 가끔 입술이 실룩거릴 때도 있고, 뒷머리에서 뭔가 올라오는 듯한 증세와 자고 나면 뒷머리가 무겁고, 감각이 없는 듯한 증상이 자주 있었기에 괴롭다기보다 약간 겁이 났다. 그러면서 예전에 길거리에서 어지러워 주저앉은 경험도 생각나고, 뒷머리 당김과 무감각은 툭하면 있었던 증세인데도 그동안 고혈압임을 인지하지 못했다니, 너무 어리석고 무지했다는 것을 다시 한 번 느꼈다.

생각해보니 내가 맨 처음 고혈압 증세를 겪은 것은 거의 20년 전인 이미 20대 초반이었던 것 같다. 충격을 받거나 심한 스트레스가 있었을 때 뒷머리에 뭔가가 분수가 솟구치듯 올라오는 경험을 하면서 깜짝 놀란 적이 수십 번도 더 되었다. 어쩌면 나는 10대 때부터 고혈압이었을지도 모른다. 본태성고혈압일 것이다.

나는 혈압 확인 후 지금까지 20년 이상, 또 그전에 혈압 증상이 있던 때로부터 40년 이상 단 한 알의 혈압약도 먹지 않았다. 중간중간에 수많은 핍박과 유혹이 있었다.

아내와 동료들의 '약을 왜 안 먹느냐' 는 압력과 '별나다, 미련하다, 유별나다' 등의 말과 시선, 무엇보다 여러 증세(불면, 자다가 소변 마려워 자주 일어나는 일, 잔뇨감과 때론 통증 등의 신장 관련 증세)가 혈압 때문이 아닌가라는 의구심으로 약을 먹어야 하나 싶은 유혹에 수없이 부딪혔다. 그럴 때마다 약으로 인한 수많은 부작용을 겪은 지나간 경험과 책을 통해 읽은 건강지식들로 버티고 이겨냈다.

예를 들면 일반사람들은 물론이고 의사들도 고혈압의 90퍼센트가 원인 불명이라고 하고 특히 본태성고혈압의 원인은 모르는 것이 정설이다. 그럼에도 무조건 약을 먹지 않으면 혈관이 터진다는 등 평생 약을 먹어야 한다고 강요에 가까운 권유를 한다. 물론 잘못되면 합병증 등으로 위험에 처할 수 있다는 말은 틀린 말은 아니다. 일반인들은 지식이 없다 보니 부작용에 대한 공포로 결국 약을 먹지 않고는 버티기 어렵게 된다.

고혈압의 원인은 동맥이 경화되고 혈액 순환이 잘 안 되어 피를 잘 돌리기 위해 혈압이 올라가는 것이라고 한다. 이 원리는 나이 들어 잘못된 식생활과 술, 담배, 각종 인공 물질 섭취 등으로 혈액이 탁해진 경우에 해당한다. 그런데 혈압약은 동맥경화를 풀어주기보다는 혈관의 수축하는 힘을 약화시켜 혈압을 떨어뜨리는 것으로 사실은 혈액 순환은 더 안 된다. 혈압약을 오래 먹으면 오히려 혈액 순환 문제 생겨 심장에서 먼 곳인 손발이 저리다거나, 추우면 손발 굳어짐 등의 현상이 나타난다. 그뿐만 아니라 머리에도 혈액을 충분히 보내지 못해 뇌 조직이 손상되어 치매를 일으킨다는 것이다. 그리고 학자나 의사에 따라 시대마다 정상 혈압의 기준이 다르다는 것도 심각한 문제다.

예를 들면 일본에는 고혈압 환자가 4,000만 명인데 그 이유가 혈압 진단 기준이 특별한 근거도 없이 계속 높아지기 때문이라고 한다. 오랜 기간 160이던 최고혈압 기준이 2000년에는 140으로, 2008년에는 130까지 낮아졌다고 한다. 혈압 기준이 높아질수록 고혈압 환자가 많아지는 것은 당연하다. 한국도 마찬가지다. 심지어 요즘은 120까지 낮추어야 한다고 홍보한다. 불과 얼마 전까지 140이 높은 정상이라고 했는데 세월이 갈수록 기준이 낮아지고 있다.

정상 혈압 기준이 엄격할수록 약은 더 많이 팔릴 것이고, 그로부터의 이득을 얻는 자가 누구인지 생각해볼 필요도 있다. 그리고 혈압약이 그토록 팔리면 환자가 줄어야 하는데 고혈압 환자가 점점 더 증가하는 이유는 무엇인가? 더욱 흥미로운 것으로 혈압을 낮추어 사망률이 하락했거나 심장병, 뇌졸중 같은 질환이 감소되었다는 데이터가 없다는 것이다.

심지어 핀란드의 한 연구팀이 75~85세 사이의 혈압강하제를 먹지 않은 남녀 521명을 추적 조사한 결과 80세 이상에서는 최고혈압이 180 이상인 사람들의 생존률이 가장 높고, 반면 140 이하인 사람들의 생존율은 뚝 떨어졌다는 결과가 나왔다고 한다. 그러니 고혈압 기준치에 얼마나 상업적 요소가 관련되어 있는지를 가늠하게 한다.

나는 이러한 건강지식과 그동안 읽고 관찰하고 체험한 수많은 정보에 따라 혈압약을 먹지 않은 것이다. 하여간 내가 고혈압을 극복한 것은 역시 이 책의 5법칙을 적용한 결과다. 다른 이들은 고혈압을 무서워하고 반드시 약을 먹어야 한다고 생각했지만, 내 경우는 다른 병에 비해 별로 고통도 없었고 자연 치유(증세 없애는 일)시키기도 쉬운 편에 속했다고 여겨진다. 고혈압에 대한 약간의 두려움은 있었던 것은 사실이나, 그것도 지나고 보니 결국 정확한 지식의 부족이고, 알면 알수록 두려워할 것이 없다고 생각된다. 오히려 어느 병보다 증세가 덜 고통스럽고, 증세를 고치기도 비교적 쉬웠다.

내가 간 단식원 원장의 말이나 여러 책들의 고혈압에 대한 평가를 봐도 큰 병이 아니라고 되어 있다.나는 고혈압을 수치를 보면서 치유해 나간 적은 한 번도 없다. 그럼 무얼 보고 했나? 증세를 보면서 자연 치유를 했다.

나에게 고혈압 증세로 여겨지는 것은 다음과 같았다.

***수시로 뒷머리에 뭔가 올라오는 일.**

***온탕에서 올라올 때 약간 어지러운 것.**

***아주 가끔 어지러워 주저앉은 일.**

***입술이 수시로 씰룩씰룩하는 증세.**

***오르막 오를 때나 조금만 심한 운동을 해도 심장에 통증이 오는 현상.**

***코병으로 가슴이 답답하다고 여긴 것.**

지식을 더 접하고 보니 위의 모든 증상이 고혈압과 협심증과 관련이 있었다.

고혈압 때문에만 한 것은 아니지만 내 전체적인 증상을 위해 건강 장수법칙 네 가지를 꾸준히 6~8년을 실천했더니 이런 증상들도 거의 사라졌다. 물론 좀 더 젊은 나이에 실천하거나 평소 건강한 사람이라면 훨씬 빨리 효력을 보리라 확신한다. 혈압 증세가 거의 없어진 시점에도 오르막 오를 때의 가슴 통증은 남아 있었다.

결국 이 증세를 없애기까지는 5법칙까지 가야 했다. 고혈압과 심장병 역시 다른 병과 똑같이 단식이후 현미오곡밥을 오래오래 씹고 가능한 한 육식을 멀리하고, 채식과 된장을 많이 섭취하고 약간의 견과류와 과일, 특히 고지혈증에 좋다는 토마토(방울토마토)를 많이 섭취한 것이 큰 도움이 되었다. 현미오곡밥은 외식 시에도 지참해서 갈 정도로 철저히 하려 노력했다. 지금은 고혈압이라고 의심되는 증세는 하나도 없다.

물론 전력 질주하거나 급하게 계단 등을 오르면 약간의 심장 통증이 온다. 이전엔 아들과 등산을 가면 항상 뒤처지고, 중간에 통증 때문에 가슴에 손을 갖다대곤 했는데, 지금은 심장의 통증을 호소하지 않는 나를 보고 아들까지 신기하다고 말한다. 나의 가슴 통증은 오랜 고혈압으로 심장혈관이 좁아져 협심증이 된 결과인데, 중증은 아닌 안정형 협심증에 해당되어 오랜 식이요법과 운동 등으로 거의 개선된 것이다.

불안정 협심증이나 심근경색이라도 건강 5법칙을 철저히 실천하면 좋아지는 것은 분명하나, 사람마다 병의 정도와 양상이 다르고 대처 방법도 다 다르므로 여기서 결론 짓기는 무리인 듯하다.

피부병

피부병 그 다음 기억나는 증상은 피부병이다. 맨 처음 겪은 피부병은 20대 중반 금주를 하고 얼마 후이다. 엉덩이부터인가 가렵기 시작하면서 시작되어 나중엔 사타구니, 허벅지, 다리까지 거의 전신으로 퍼졌다. 아무리 긁어도 가려움이 사라지지 않고, 나중에는 피고름이 나오는데도 계속 가려웠다. 직접 겪어보지 않은 분은 아마 상상도 하기 힘들 것이다.

이때는 '모든 약은 독이다' 라는 개념이 완성되지 않았을 때이다. 이 약, 저 약 발라도 소용없고, 먹는 약도 소용없거니와 당시도 약의 부작용을 많이 알던 터라 겁도 나고 속수무책이라 할까!피부병과 관련해서는 확실하게 기억나는 건강 책의 문구는 '모든 피부병은 내장 기능의 발현이다' 라는 말이다.

즉 내장의 이상이 가려움, 여드름, 기미, 건선, 피부 알레르기, 기타 각종 피부병으로 나타나는 것이다. 고로 발라서 해결하려고 할 것이 아니라 원인을 자신의 내부에서 찾는 마인드를 길러야 한다. 먹거나 바르는 약으로 증세 우선으로 해결해버리면, 실제 피부병의 원인인 나빠진 내장 기능에는 주의를 기울이지 못하게 되어 더욱 악화시키는 결과를 낳는 것이다. 특히 여성은 피부병에 민감한데 원칙은 동일하다. 기미, 여드름 등 피부병을 약으로만 해결하려 하면 더 큰 복병을 만나게 된다. 그보다는 간이나 위장의 기능을 증진시켜나가는 것이 현명한 방법이 될 것이다. 간은 원래 해독기관이므로 간 기능이 좋지 못하면 피부병이 온다. 여기에 위장 약화로 온전히 흡수되지 않은 음식의 독소가 간으로 가서 약한 간 기능과 합세해서 극심한 피부병을 초래한 것이다. 특히 내 경우는 간의 알코올, 카페인 등 모든 독소를 분해하는 간의 능력이 치명적으로 약함이 피부에 극심하게 드러난 케이스라고 보면 틀림없다.

특히 이때의 피부병은 다 낫고 난 다음에도 흉터가 심하게 생겼고, 그 흉터가 완전히 없어지기까지 거의 6~7년이 걸렸을 정도니 얼마나 심한 피부병이었는지를 가늠하게 한다. 그 후에도 생애 전체를 걸쳐서 고질적으로 피부병을 앓았다. 특히 여름이면 엉덩이 가려움으로 수면은 물론이고, 일상생활에도 지장을 줄 정도로 고생했다. 나중에는 1년 열두 달 엉덩이를 얼마나 긁었던지 십여 년을 엉덩이가 시커멓게 되어 지내야 했다.

약은 무조건 안 먹던 시절에도 피부병은 예외로 여겨 여러 가지 약을 바르기도 하고, 원적외선도 쬐어 보고, 쑥뜸도 해보고 부항으로 피를 빼보기도 하고 웬만한 것은 다했다. 결국은 원인이 따로 있으므로 외부 약으로는 완치가 되지 않는 것이다.

이렇게 평생 졸졸 따라오던 피부병도 60세 넘어 건강 법칙 5가지를 철저히 실천하니 저절로 없어졌다. 나처럼 이렇게 심하게 피부병으로 고생하면 보통 사람은 주위 사람이 다 알 정도가 되고 여기저기 온갖 병원, 한의원 등에 다녔을 것이다.

그러나 나는 그런 피부병마저 내 병의 주 품목에 넣지 않을 정도로 다른 곳이 급했다. 그러나 가뜩이나 불면증이 있는데다 피부병으로 불면증이 더 심해지는 것이 무엇보다 괴로웠다. 가려워 잠을 더 못 이루고, 가려워 귀한 잠에서 깬 적이 그 얼마던가!

당시는 가장 작은 병으로 취급한 피부병 하나만 생각해도 내 인생이 너무나 달라졌다. 지나간 병들이 나를 살리고 새로 만든 것이다.

건강 5법칙을 꾸준히 철저히 실천하자 피부병은 말할 것도 없고, 평생 지니고 있던 무좀도 온데간데없이 사라졌다. 무좀 때문에도 그 얼마나 고생했던가! 온갖 약 다 발라보고, 식초를 세숫대야에 부어놓고 발을 담근 햇수가 또 몇 번이던가! 식초에 정로환을 합치면 더 효과가 있다고 해서 그렇게도 아주 여러 번 했다.

무좀 비슷한 것으로 10대 시절부터 누구나 다 있는 것이라 여겼던 비듬도 과정이 흡사하다. 단 하루도 머리를 감지 않으면 간지러워 견디기 힘든 시절이 수십 년이다. 머리를 감으면서 심하게 긁는 통에 머리에 크고 작은 상처가 끊이지 않았다.

지금은 3~4일 감지 않아도 끄떡없다. 두피도 깨끗해지고, 머리카락도 조금씩 빠지던 것이 어느 날부터인가는 더 이상 빠지지 않는다. 현재 머리칼은 거의 10년 전이나 동일하다. 사람의 머리카락이 늙는 방법은 흰머리가 되든지, 대머리가 되든지 한다던데 나는 30대부터 50대 후반까지 빠르게 빠지길래 '나는 대머리 타입이구나. 하는 수 없지' 라고 생각하면 살아왔다. 그런데 오히려 60세부터는 그렇게 많이 빠지지 않는 것 같다.

　이렇게 수십 년 된, 아니 10대 때부터 고이 품고 왔던 비듬이나 무좀이 없어졌다고 하니 '거, 신기하네' 라고 말하는 동료도 있었다. 이처럼 건강 장수 5법칙을 60세가 넘어서 실천해도 이 정도 효험이 있으니, 젊은 시절부터 실천한다면 몸속의 병이란 병은 다 없어진다고 보면 될 것 같다.

부록

1.
증상을 이해 하자:
포기하지 않는 한 희망은 있다

우리는 이 책을 통해 증상이 곧 요법이라는 진리를 거듭 익혔다. 그런 많은 사람들이 실제로 아픔과 고통을 주는 증상에 어떻게 대처할 것인지 궁금해 하고 어려워한다. 이 부분이 어쩌면 이 책의 가장 핵심이고, 건강 장수의 가장 중요한 열쇠다. 그래서 이 부분을 좀 더 자세히 중요하게 다루고자 한다. 원리는 간단하지만 실제 자신이나 가족의 증상에 잘 대처하는 것은 쉬운 일이 아니다. 증상의 종류는 이미 살펴본 것처럼 무궁무진하다.

증상이란 무엇인가? 나를 괴롭히거나 불편하게 하는 모든 것이 증상이다. 보통 '아프다' 라는 단순한 말로 표현하지만, 사실은 여러 가지로 표현한다.

예를 들면 다음과 같다. '쑤신다, 시리다, 가렵다, 열이 난다, 기침이 난다, 피로하다, 잠이 안 온다, 변비다, 소화가 안 된다, 답답하다, 무감각하다, 저리다, 피가 난다, 구토가 난다, 소변이 잦다, 소변이 잘 안 나온다, 변이나 소변이 너무 가늘다, 코가 막힌다, 목이 마르다, 떨린다, 하혈을 한다, 어지럽다, 여드름, 기미, 아토피 등 피부가 좋지 못하다, 어디가 붓는다, 코피가 난다…….'

사실 배, 허리, 코, 위장 등 신체 어느 한군데에서만도 수많은 증세들이 있을 수 있다. 증상은 나타나는 시기와 경중에 따라 크게 세 가지로 분류할 수 있다.

첫째, 살면서 처음으로 증상이 나타나기 시작할 때다. 아마 유아기부터 크고 작은 증상이 나타날 수 있다. 어떻게 자연치유력을 적용해서 키울 것인가? '안아키' 로 키울 것인가?

둘째, 유아기, 청소년기, 청년기 등의 시기다. 이 때는 보통 사람들처럼 병원도 가고 약도 먹고 각종 인공, 인스턴트 식품과 음료를 먹고 자라거나 살았는데 왠지 건강한 것 같지 않거나, 잦은 감기치레, 비만, 각종 염증 등으로 고생한다. 병원 가고 약 먹고 보약 챙겨먹는 일반적인 방법 말고 좀 더 나은 방법이 없을까 고민하는 단계다. 자연 치유가 좋다고 하는데 어떻게 실생활과 가족의 병에 적용할 것인가?

셋째, 지나온 수십 년 세월을 특별한 병을 모르고 살았는데 어느 정도 나이 들어 (아마 40~60대) 병에 접하게 되는 경우다. 아니면 비교적 젊은 나이라도 고혈압이나, 당뇨병 심지어 암 같은 큰 병에 걸리는 경우다.
이렇게 세 가지로 분류했지만 사실은 더 많은 종류로 분류할 수 있을 것이다. 아니 어쩌면 분류 자체도 하기가 매우 어려운 일이다. 그럼에도 이처럼 세 가지로 분류한 이유는 '증상 따라잡기' 를 설명하는 것을 이해하기 쉽게 하기 위함이다. 그럼 이상의 세 가지 경우에 어떤 방법으로 증상에 대처할 것인가?

어느 시기에 속하든 관계없이 원칙은 오로지 단 하나다. 어떤 경우, 어떤 시기에든 원칙은 모든 증상을 내 몸의 자연 치유력이 발동하는 것으로 보고, 약을 비롯한 인공적인 방법이 아니라 자연적인 방법으로 증세를 해소한다는 것이다. 어찌 보면 너무나 단순한 법칙이다. 그런데도 거의 대부분의 환자 아니 거의 대부분의 인류가 그렇게 하지 않고 있다. 길목마다 거리마다 병원, 의원과 약국과 한의원 등 온갖 형태의 치료소가 있지만 환자는 줄지 않고 오히려 날이 갈수록 증가하고 있다는 것이 문제다.

나라마다 국민의 건강 문제로 골치를 앓고 있고, 건강보험료는 끊임없이 증가하고 있다. 또한 건강보험과 연관된 사기는 그 얼마나 많은가? 이런 점은 이미 각종보도를 통해 툭하면 보고 듣는 일이다. 따라서 우리는 자연 치유력으로 증상에 대처하는 법을 구체적으로 알아 볼 필요가 있다.

2.
증상에 자연치유력을
적용하지 못하는 이유

자연치유력이 그처럼 훌륭하다면 왜 인류는 자연치유력을 활용하지 못하고 있는가? 대체로 네 가지 가로막는 장벽이 있기 때문이다.

1. 자연치유력의 힘을 모른다

사람들은 태어나면서부터 '아프면 병원 가고 약 먹어야 한다' 는 잘못된 상식에 빠져 있다. 그렇게 된 데에는 정부와 보험회사, 제약회사, 의사, 약사 등의 수많은 의료관계 종사자(물리치료사, 한의사, 간호사, 의료기기나 제약회사 종사자) 등의 유기적인 관계가 작용한다. 그래서 아픈데도 약을 안 먹거나 병원 가지 않는 사람은 아주 어려운 빈민이거나, 우리같이 오랫동안 병원, 약, 수술 다 거치고 용케 살아남아 자연 치유의 힘을 알게 된 자연 치유 신봉자 정도이고, 대부분은 그냥 당연히 약 먹고 병원 간다.

'병은 의사에게, 약은 약사에게' 같은 표어도 있을 정도다. 그러니 자연치유력을 알기도 전에, 알 사이도 없이 기존 제도에 형성된 틀로 들어가서 약 먹고 병원 가는 것이 아주 당연지사가 된 지 오래다. 그렇게 된 데는 '모든 증상이 병이다'는 현대의학의 기본 개념이 상식화되었기 때문이다. 그렇다. 아픈데 약 안 먹고 병원 안 가면 '어리석고 바보이거나 아주 이상한 별종' 취급을 받는 세상이 되어 버렸다. 이렇게 글을 쓰고 책을 낸다고 특별히 달라지지도 않을 정도로 현대의학의 기존 치료 개념이 제도화 되고 굳어져 버렸다.

2. 증상이 병이라는 고정관념으로 인해 무조건 증세에서 벗어나려고만 한다

이미 앞서 고려한 것처럼 기침, 열, 변비, 설사 등 무슨 증상이든 몸이 실제 병을 고치려 하는 몸 자체의 치유책인데, 사람들은 증상 자체를 병으로 생각하고 그냥 두면 큰일 나는 것으로 여겨 신속히 벗어나려는 생각만으로 대증약을 찾게 된다. 그리고 잠시 잠깐의 아픔과 고통도 쉽게 참지 못하고 빨리빨리 문화가 건강과 치료라는 면에도 뿌리박혀 있다. 모든 증세는 우리 몸의 이상을 바로잡으려는 몸 자체의 자구책이다.

3. 정확한 지식과 확신이 부족 하다

어느 정도 약의 부작용을 알아서 약을 피해보려는 분들도 증상 즉 요법에 대한 정확한 지식의 부족으로 증세가 조금만 길게 가거나, 양상이 바뀌어도 자연 치유하려는 자신감을 잃어버린다. 또한 주위에서 가만두지 않고 겁을 주거나 '빨리 병원 안 가고 뭐하냐! 빨리 약 사 먹지 않고 뭐하냐?' 하는 풍토도 자연 치유를 엄청나게 방해한다.

4) 만성 병이나 중병에 걸리는 경우 포기해 버린다

자연치유력에 대한 상당한 지식과 경험이 있는 분도 생활 습관병과 같은 만성병이나 궤양이나 암과 같은 비교적 큰 병이 들면 자신감이 줄게 되는데다 빠른 시일에 호전되지 않고 증상이 지속적으로 바뀌고 도대체 낫는지 안 낫는지 구별이 안 되는 상황에 직면할 수 있다. 그러면 어지간히 각오를 한 사람도 중도 포기 하거나, 오히려 '자연치유하다가 도리어 죽겠구나' 하는 마음이 들 수 있다. 이런 이유로 큰 병 나서 자연 치유하는 사람은 대부분 의사가 포기하여 시한부 선고 받은 경우가 많다.

왜냐하면 그런 사람은 이제 더 이상 다른 방법이 없이 마지막으로 매달리기 때문에 이를 악물고 버티어서 성공하는 것이다. 이처럼 자연치유력을 실제 자신의 병에 실천하기가 어렵기 때문에 이런 책들이 나온다고 의사나 약사들이 너무 걱정할 필요도 없다. 오히려 의사나 약사의 전문성과 권위를 살리면서도 자연치유의 좋은 점을 권장하는 방향으로 조절한다면 누이 좋고 매부 좋은 사이가 되지 않겠나하는 꿈을 꿔본다. 실제로 한국이나 일본 등에서 현대의학과 자연요법을 병합한 치료로 유명해진 병의원이 많이 있는 것으로 안다.

3.
생후 처음 증상을 겪을 때

이때부터 시작하면 정말 이보다 좋을 수 없다. 아주 간단하다. 태어나서부터 어떤 증세를 겪던 자연적으로 치유시키는 습관을 들이면 된다. 물론 이 경우는 아기가 아니라, 부모가 이 책의 다섯 가지 법칙을 정확히 알고 아이에게 실행하면 된다. 말도 쉽고 원칙도 명백하지만 실천하는 일은 그리 녹녹한 일이 아니다.

가장 중요하고 필요한 것은 제 2,5법칙에 나오는 건강지식이다. 부모가 아이를 기를 때 어떻게 자연 치유를 정확히 시킬 것인지는 자연치유력에 능통하고 권위를 가진 전문가가 쓴 별도의 하나의 책 발행이 시급한 일이라고 생각된다.부모들은 아이가 아프면 우선 당황하기부터 한다. 그러지 말고 책과 인터넷을 뒤져 공부부터 해야 한다.

예를 들면 아이가 열이 나면서 경련이라고 하면 대부분의 부모들은 겁부터 먹고는 아예 자연 치유시킬 엄두도 못 낸다. 그러나 이런 증상 역시 몸 자체의 요법임을 안다면 그리 두려워할 일이 아니다. 그리고 열은 우리가 이미 고려한 것처럼 몸의 면역력을 높여 세균을 박멸하려는 것이므로 두려워할 필요가 없다. 오히려 열을 빨리 내리려고 하는 것이 위험하다고 한다. 독감으로 응급실 등에서 사망한 아이들은 열을 빨리 내리려 해열제를 투여했을 때 발생할 수 있다고 한다.(의사의 반란 참조)

이와 비슷한 생각을 가진 많은 의사들이 있고, 나는 물론 그렇게 생각한다. 그러나 아직 갓난아기의 경우 너무 어렵고 생소한 병 등으로 자신이 없을 때나, 증상으로 아이가 지나친 스트레스를 받는다면 일시적으로 대증요법을 쓰는 것도 고려할 수 있다. 우선 잘 아는 병, 쉬운 병, 예를 들면 밥을 잘 안 먹는다든지, 가벼운 설사를 한다든지, 어느 부위가 가렵고 조금 아프다든지 하는 위험상황이 아닐 때, 아이가 증상으로 지속적으로 울고 힘들어 하지 않는 한은 무조건 병원 가고 약 먹이고 바르고 하지 말고 가능한 한 자연적으로 낫도록 하면 된다.

너무 간단하지 않은가? 조금 커서 청소년이 되거나 청년이 되어서 감기, 설사, 변비, 기타 증세를 겪으면 역시 약 먹이지 말고 자연적 요법을 찾아서 자연 치유시키면 된다. 아닌 말로 체했다고 약 먹이고, 변비 있다고 변비약 먹이고, 감기 걸렸다고 감기약 주지 말고, 자연적인 식사법이나, 소식이나, 하루 정도 굶기거나, 푹 쉬게 하거나 해서 저절로 낫게 하는 일을 3번에서 5번, 혹은 10번에서 20번 계속 그렇게 하는 거다. 옛말에도 '막 키운 아이가 병치레 안 한다' 는 말이 있지 않은가!?(여기서 막 키운다는 말은 교육을 아무렇게나 한다는 소리가 아니고, 옛날 한 집에 아이들이 5~8명씩이나 있을 시절 제대로 못 돌봐주니까 막 키운다는 말이다).

이처럼 생애 중 어느 시기든 증세가 처음으로 나타날 때부터 약을 비롯한 인공적 방법을 쓰지 말고 자연 치유시키면 커서도 병이 없을 뿐 아니라 면역력이 강화된다. 나아가 작은 증상에도 자연 치유시키는 습관이 들게 되면 일생 동안 겪게 되는 여러 증상이 나타날 때마다 그런 식으로 대처하게 되므로 평생을 아예 병 없이 살게 된다.

2017년 5월 10일자 〈중앙일보〉의 건강란에 이런 글이 실렸다. "아이가 면역력을 키우는 6가지 방법 중에 몇 가지는 과자 대신 자연식품 그대로를 먹이고, 모유를 먹이고, 그다음 중요한 것으로 병에 걸리지 않을 정도의 균에 노출돼야 저항성이 생긴다고 했고, 가벼운 질병에는 걸렸다 낫는 과정을 반복하면서 면역력이 강화된다" 자녀의 먼 미래를 생각할 때 이보다 더 중요한 일이 어디 있겠는가?

또 2017년 5월 7일자〈중앙일보〉에 보니 '몸속 유해물질 줄이기 바람' 이란 주제 아래 '화학 첨가물 No, 노케미족, 노푸족 늘어나' 라는 기사가 실렸다. 이 기사의 요지는 '우리 생활 전반에 만연해 있는 인공 화학물질이 들어간 온갖 살균제, 표백제, 섬유유연제, 치약과 세정제품(파라벤 각종 암 발생률을 높이고, 피부 노화를 촉진) 항균제품, 살충제, 방향제 등을 멀리하고 사용하지 않거나, 천연제품으로 바꾸는 사람들이 점점 늘고 있다' 는 기사였다.

나는 샴푸, 치약(죽염 등으로 대체), 방향제, 모기약, 향수, 각종 화장품 등 일절 사용하지 않는다. 물론 이렇게 자연치유력으로 키우거나, 청소년기나 청년기에는 그처럼 교육하고 조언하는 데 있어서 최근의 어떤 인터넷 카페처럼 너무 극단적이거나 단정적이 되어서는 안 된다. 충분히 공부하여 확신한 것부터 시작해야 하고 쉬운 증상부터 습관을 들여 나가야 한다.

물론 태어날 때부터 어릴 때부터 청소년기부터 생활 전반에 자연물질로 생활한다면 금상첨화겠지만 적어도 어떤 증세고 증세가 나타날 때마다 가능하면 자연적으로 해소하는 '증상 따라잡기' 를 한다면 병과는 담쌓고 사는 것이 가능하다. 그러니까 가능하면 약과 병원과의 인연을 끊고 산다면, 병과의 인연도 끊고 살 수 있다는 말이 된다.

핵심 포인트는 어떤 증상(신호)에도 가능하면 자연치유력으로 극복하는 것이다. 작은 신호들을 자연치유력으로 극복해가면 절대 큰 병으로 발전할 수가 없다. 다시 말하지만 자신이 없거나 지식이 부족하신 분들은 가볍고 잘 아는 증상에서부터 시작해야 한다. 자연치유력을 믿고 확신하는 의사나 약사 등의 전문가의 도움을 받는다면 금상첨화다.

4.
두 번째 시기에 증상 따라잡기

어릴 때, 청소년기, 청년기 때부터 각종 증세에 약, 한약, 대증요법으로 대처해 왔을 경우다. 처음의 경우는 각종 증세에 자연치유력만으로 대처했으므로 갑자 기 큰 병이 생기지 않는다고 했다. 그런데 두 번째의 경우는 살아오면서 각종 증 세에 약 등의 인공적 방법으로 처리했기 때문에 작은 증세를 넘어서 각종 염증 이나 비만이나 감기도 보통 감기가 아니라 독감 등이 올 수가 있다.

이 시점에서 약 없이 자연치유력만으로 고치려 하면 처음 증세가 나타날 때에 자연 치유하는 것과는 달리 소위 '명현현상'이 나타날 수가 있다. 이 경우 약은 안 먹으면서 살아왔더라도 술이나 담배 등을 습관적으로 해왔다면 약으로 증세 를 다스린 것과 동일하다.

예를 들면 피로하다고 피로회복제 먹으면서 살아온 것이나, 피로할 때마다 술 한 잔 먹으면서 피로에 대처해온 것이나 마찬가지란 말이다.명현현상이란 증세 가 해소되는 데도 어느 정도 시간이 소요되고, 낫는 과정에 이런 저런 다른 증상 들이 나타난다는 것을 말한다. 쉽게 말해서 그동안 여러 증상들에 대증요법으 로 약이나 술 등으로 임시 조치한 관계로 증세가 완전 해소되지 않고 숨어 있다 가 다시 나타나는 것이다.

예를 들어 어떤 사람이 평소 체할 때마다 소화제 등으로 대처해오면서 소화 안 된다는 증세를 별로 못 느끼다가 갑자기 위염이란 진단을 받았는데 이때부터 자연치유력으로 고치려 할 경우 고치는 과정에 이전의 소화 안 되는 현상이 다시, 혹은 이전보다 더 심하게 나타날 수 있다. 어떤 증세든 자연 치유가 아닌 방법으로 약, 술, 담배 심지어 커피를 강하게 자주 먹는 등으로 해소해온 사람은 어느 날 가벼운 증세가 아닌 독감, 위염, 만성변비, 역류성 식도염, 등을 만날 수 있다.

이때부터의 자연치유는 가벼운 증세 때 자연 치유하는 것보다, 시간이 많이 걸리고, 여러 명현현상이 나타나므로 전체 증상을 자연 해소시키기가 훨씬 어렵다는 점을 명심해야 한다.

5.
중년 이후 증상 따라잡기

40~60세 넘어서 갑자기 뇌졸중 등으로 쓰러지거나 당뇨병, 고혈압, 암, 위장 무력증, 간염 등의 만성염증 등 하여간에 무슨 병이든 아주 오래된 것은 자연 치유하기가 그만큼 어렵다. 그러기에 현대의학에서도 고혈압, 당뇨병, 간염 등은 거의 평생의 병으로 취급한다.

예를 들어 고혈압의 경우 오랜 잘못된 식생활이 원인이라고 여러 전문가들이 증언한다. 고혈압 오기까지 수많은 증세들을 무시하고 대증치료를 해왔다고 봐야 한다(본태성고혈압은 조금 다르지만 형태는 결국 비슷한 듯). 그러다 고혈압이 왔건만 여전히 약에 의존하는 것이 환자들이다. 그런데 고혈압 약을 먹으면 고혈압이 나을까? 아니다. 의사들은 약을 평생 먹어야 한다고 말한다.

그렇게 고혈압 약을 7~8년을 복용하면 혈액검사에서 고지혈증 진단을 받고, 고지혈증 약까지 먹다가, 몇 년 뒤는 다시 당뇨병 판정을 받는 경우가 많다고 한다. 그래서 다시 당뇨약을 한 주먹 먹다가 합병증으로 눈에 이상이 생겨, 안과에서 약을 먹고, 다시 전립선 문제로 약을 먹고, 발의 병이나, 신장에까지 문제가 생기게 되는 악순환이 이어진다.

이처럼 약으로 치료하는 것은 말이 치료이지 실제는 치료라기보다는 증세 감추기에 불과하다. 그 결과는 나이들수록 세월이 갈수록 이런 저런 증세가 자꾸 증가하는 것이다. 이쯤 되면 자연 치유하기도 어렵거니와 무엇보다 환자 자신이 그 과정을 견디지 못하는 일이 발생하게 된다고 봐야 한다.이런 사람들은 어떻게 증상 따라잡기를 해야 할까?

한마디로 말하면, 약을 안 먹으면 당장 죽거나 쓰러지는 증세가 아니라면, 모든 약을 전부 끊고 봐야 한다. 그러고는 모든 증세를 자연 해소해야 하는데 증상과 병의 경중, 기간에 따라 최소 3개월에서 10년을 잡아야 한다.과거 약 10~20종류의 증상을 약으로 해결해 왔다고 가정한다면 자연 치유하는 과정에 과거의 10~20가지의 모든 증상이 다시 나타나고 사라지기를 거듭한다. 정확한 지식, 확실한 믿음, 확고한 신념이 없으면 부단히 이런 생각에 시달린다.

'병이 낫기는 하나? 더 심해지는 것은 아닌가? 언제쯤 낫는단 말인가? 재발하는 것은 아닌가? 내가 이렇게까지 하면서 병을 나으려고 할 필요가 있나? 대충 살다가 죽지 뭐하러 이런 증상들을 몸으로 버텨야 하나? 지금 증세는 이전에 나은 것으로 알고 있는데 또 나타났네?' 이러한 의심과 끝없는 회의에 맞서기 위해서는 다음 일곱가지 요령을 실천해야 한다.

1) 지속적으로 건강 공부를 하여 건강 책 보는 취미를 들인다.

2) 어제보다 오늘 더 심하지만 않으면 낫고 있는 중이라고 믿는다.

3) 설사 어제보다 더 심한 것 같게 느껴져도 낫는 과정이라고 믿는다.

단 100퍼센트 자연치유력만으로 치유하고 있을 경우다. 내 46년의 투병 경험이 그것을 보장한다. 다만 더 안 좋아지는 것처럼 느낄 뿐이다.

4) 더 심해지는 것 같으면 더 좋아진 점은 없는지 잘 살핀다.

이 점이 중요하다. 우리 몸의 치료에너지나 효소는 한계가 있으므로 여러 증세를 커버하기 어려울 수 있다. 마치 여러 곳에서 적군이 쳐들어오면 군대를 나눠야 하기 때문에 덜 급한 곳의 에너지를 이동하는 과정에서 이런 문제가 발생한다. 나는 수십 번도 더 이 비슷한 경험을 했다.

5) 자신도 모르게 자연 치유가 아닌 다른 방법을 쓰고 있는지, 자연 물질이 아닌 식품을 먹는지를 살핀다.

내 경우 불면을 위해 일절 알코올과 카페인을 멀리했는데, 어느 날 밤 계속 잠이 안 오기에 가만히 생각해보니 아침에 커피를 먹은 일이 생각난 적이 여러 번 있다. 그처럼 자신도 모르게 자연 치유에 위배되는 했을 수가 있음을 인정하고 항상 먹는 것과, 주위를 살펴보는 주의력과 분별력도 필요하다.

6) 하루 단위로 삶을 즐기고, 단순한 것에서 만족과 행복을 찾는다.

지식과 믿음과 확신과 겸손이 절대 요구된다.

7) 다 잘하고 있다고 확신하면 느긋하게 생각하고 어제보다 나빠지지 않은 것을 다행으로, 행복으로 여기고 최선을 다한다.

이상의 일곱 가지 요령은 이미 이 책의 다섯 가지 방법을 실천하는 분들이 자연 치유력만으로 치유할 때 몸에서 나타나는 증상에 대처하는 방법을 말한 것이다. 모든 증상은 몸 자체가 우리 몸을 고치면서 나타나는 현상이고, 따라서 증세를 없애주는 모든 약은 독이라는 사실을 진실로 명심해야 한다. 반드시 먹어야 살 수 있는 약은 없다. 병의 원인을 제공한 자는 자기 자신이다. 병을 고칠 수 있는 사람도 자신뿐이다. 불치병은 없으며, 불치의 습관이 있을 뿐이라고 했다. 이렇게 열심히 공부하고 작은 병부터 수없이 체험하다 보면 차츰 건강지식에 자신이 생긴다.

이렇게 설명해도 '증상 따라잡기'가 힘드신 분이 계실 것이다. 그러면 우선 감기나 변비와 같은 가벼운 것부터 실험할 일이다. 감기 걸릴 때마다 자연치유력만으로 서너 번 정도 낫게 하면 다시는 감기가 안 걸리든지 적어도 매년 하던 감기를 2~3년에 한 번으로 줄일 수 있다. 결국은 평생 감기 없이 살 뿐만 아니라, 다른 병들도 자연치유력만으로 물리칠 수 있는 자신감이 생길 것이다.

우리 몸의 모든 증상은 신호등의 황색신호나 적색신호와 같다. '주의하라'. '멈추라'는 신호다. 그리고 공사현장의 '공사 중'이라는 팻말과 같다. 황색신호임에도 주의하지 않으면 사고가 나듯이, 몸에서 가끔 자주 체하거나, 소화가 잘 안 되는 것을 소화제 등의 증세를 제거해주는 약으로만 해결하다보면 결국 위염이나 위궤양 등의 큰 병을 만나게 된다.물론 타고난 건강을 가진 사람들은 증상마다 약이나 인공적으로 대처해도 60~80세도 거뜬히 사는 분들도 많다. 안으로는 조금씩 독성이 쌓여가도 우선은 건강하게 산다. 그러기에 건강의 50퍼센트가 유전이라거나 40퍼센트가 유전이라고 하는 이유가 여기 있다.

이것은 마치 부모로부터 물려받은 재산과 같다. 많은 재산을 물려받은 사람은 어지간히 소비해도 잘 줄지 않듯이 건강을 물려받은 사람은 매일이다시피 술 먹고, 담배 피우고, 과식하고, 고기 먹고 해도 60~80까지 별 탈 없이 사는 사람도 있다. 그러나 재산을 물려받지 못한 사람은 당장 끼니거리도 없듯이, 나처럼 젖배를 곯아 허약하게 태어난 데다 오랜 잘못된 대처로 쇠약해진 사람은 아주 조금만 무리하거나 과식하거나 몸에 안 좋은 음식을 먹어도 바로 표시가 난다. 흔히 자연치유력을 믿고 실천하고 그 일에 앞장서신 분들을 보면 대개 약하게 보이거나 과거에 오래 아픈 경험들이 있으신 분들이 많다.

그 이유는 그렇게 허약하고 민감한 분일수록 증세에 민감하고 아울러 약이나 술 등의 부작용에도 민감하기 때문에 자연치유력을 좀 더 일찍 혹은 깊이 느끼게 된다. 그러다보니 오래 아픈 경험이 있거나 약한 체질의 소유자가 자연 치유력을 더욱 주창하게 된다. 자연치유력을 옹호하는 의사분들도 대게 평소 어떤 병이든지 겪은 경험이 있는 분이 많은 것도 이런 이유에서다. 과부가 과부 마음 안다고 동일한 병을 아파보지 않은 분들은 의사를 비롯하여 그 누구라도 단지 이론만으로 판단하고 재단하지 않았으면 한다.

그러나 건강하게 태어난 사람들이 워낙 타고난 체력(면역력)으로 60~80세까지 할 것 다하고 건강했더라도 통계상 보통 죽기 전 5~10년은 질병이나 갖은 통증 으로 고생하는 경우가 많다. 그동안 평생 누적되어온 몸의 독소가 버티다 버티 다 폭발하는 것이다. 그 결과 뇌졸중이나 심근경색으로 갑자기 죽거나 아니면 중풍이나 만성신장병, 암이나 간장병 등으로 남은 생애를 질병으로 보내고 모 아둔 재산을 한꺼번에 날리게 된다.

설사 그렇게 중병은 아니더라도 여유가 생겨 인생을 좀 즐겨보자 할 시점을 골 골거리며 보내게 된다. 그리 되면 자신은 물론 주위에 주는 피해도 생각해보라. 미리부터 이런 사람들이 자연치유력을 살리는 인생을 산다면 그야말로 장수촌 에 나오는 100~120세의 무병한 노인이 될 수가 있다.타고난 건강인이든, 타고난 약골이든, 건강 장수를 위해 건강 관리가 적게는 40퍼센트에서 많게는 80퍼센트라고까지 말하는 전문가들의 말을 귀담아 들어야 한다. 나는 46년의 기나긴 투병 경험과 공부에 의해 감히 말한다. 건강과 장수의 비결의 70~90퍼센트는 관리라고 자신 있게 말할 수 있다. 관리에서도 핵심은 우리 몸의 '하나의 대원리' 자연치유력을 잘 활용하는 삶이라고 단적으로 정의할 수 있다.

'자연치유력' 이란, 위대한 진리는 나의 건강 유무나, 장수 유무를 떠나서 100퍼센트 옳다는 것을 확신한다. 건강 장수 100퍼센트를 위해서는 '증상 따라잡기' 가 가장 중요하다. 증상이야말로 내 몸의 건강을 밝혀주고, 장수로 안내하는 등대이고 빛이다. '질병(증상=신호)이 나를 살린다' 고 한 이유가 여기에 있다. 증상은 적이 아니다. 증상을 두려워하지 말고, 소중히 여기고 감사하면서 겸허히 부드럽게 어루만지자.

정신이 몸을 따를 때

몸이 허락한 질병을

거부하는 정신으로 평창된 번뇌.

가슴의 통증보다

이한밤 지새우는 오뇌로 메마른 나의 인후.

몸과 정신이 싸워도

몸은 몸은 살리려하고,정신도 몸을 살리려 한 것.

몸은 정신을 몰랐고,정신은 몸을 의심했나니-

이제 둘은 서로 사랑하라.

종일 질병이 희롱하고, 사망이 속삭여도,

옳다.

몸은 창조주의 사랑과 지혜로 빚어진 신비의 세계.

그 몸을 따라가자.

이 시는 우리몸의 경비병이고, 수호자인 증세(몸의 신호)를 노래한 것으로, 증상을 잘 이해하고, 따라가면 모든 병을 이기고, 건강수명을 다할 수가 있음을 읊은 것이다.

건강수명

통계에 의하면 보통사람들은 죽기 전 평균 7~10년을 질병에 시달린다고 한다. 그런데 자연치유력을 살린 삶을 산다면 10년 정도 더 오래 사는 것에 더해서, 보통 사람들이 죽기 전 약 7~10년을 아픈 것을 거치지 않아도 되니 도합 17~20년 정도를 더 오래 사는 셈이 되는 것이다. 즉 타고난 건강 차이를 무시하고 계산했을 때 미리부터 자연치유력을 알고 관리하는 삶과 그러지 못한 삶이 차이는 건강하게 사는 삶의 기간으로 보아도 최소 10년에서 길게는 30년 정도의 차이가 있다.

우리가 1년의 생명을 연장할 수 있다면 얼마의 금액을 지불하겠는가? 2년이라면? 사람에 따라서 다르게 평가되겠지만 아마 어떤 사람에게는 수억, 수십억을 주고라도 살 수만 있다면 사려고 할 것이다. 하물며10~30년을 더 살 수 있는 방법이 있는데 뭘 망설이는가!?

지금 당장 자연 치유법을 실천하도록 하자.

자연치유력으로
내 몸은 내가 지킬 수 있다

우리 주위에는 보이는 것보다 보이지 않는 것(바람, 전파, 전기, 자력, 중력, 기타)이 더 많다. 그리고 우리 주위의 너무 작은 것(바이러스, 세균, 박테리아 등)이 보이지 않듯이 너무 큰 것도 보이지 않는다. 우리 몸이나 병과 관련해서도 너무 큰 것도 너무 작은 것도 보이지 않는다. 아니, 눈이 가린다. 때론 눈을 가리는 그 무엇인가 큰 세력이 있다.

우리 병을 실제 고칠 수 있는 치료의 힘이 바로 가장 가까운 우리 몸에 있는데 사람들은 그것을 보지 못한다. 등잔 밑이 어둡다는 말은 여기서도 아주 적합하다. 자연치유력이라는 기가 막힌 명의가 바로 내 몸속에 있는데 사람들은 엉뚱한 곳에서 해답을 찾으려 헤맨다. 아니, 자기 몸속에 그런 것이 있다는 것을 보지 못한다. 자연치유력은 가장 좋은 의사일 뿐 아니라 특별한 몇몇 경우를 제외하면 거의 유일한 치료책이다. 이 점을 무시하고는 절대로 병을 고칠 수 없다. 다시 한 번 의사로서 위대한 인물이라 불리는 히포크라테스의 "당신의 몸에는 100명의 명의가 있다"는 말이 생각난다.

약 2500년 전에 살던 사람도 이미 깨달았고 그의 말들이 지금까지 의학의 기초를 이루며 의사들이 '히포크라테스 선서'까지 하고 있는데도 정작 그의 말의 정수가 실제적인 치유과정에서 제대로 반영되지 않고 있다는 것은 무척 아쉬운 일이다.

이 힘은 태초에 '되게 하시는 분'이 우리 몸이 비록 불완전 속에서 썩어짐의 종노릇 하고 있는 중에서도, 그나마 우리 몸이 최소한의 정상적인 몸이 '되게 하도록' 사랑으로 주신 위대한 선물이다.

요즘 들어 각종 건강 책을 비롯하여 많은 매체를 통해 자연치유에 대한 정보를 접할 수 있는 것은 그나마 다행이다. 나아가 자연치유력을 위주로 하는 병원도 많다. 결국 이런 점들을 알고 실천하려면 역시 또 지식이 답이다. 이리 봐도 저리 봐도 지식이 우선 중요하다. 건강에 대한 정보와 책 그리고 건강에 대한 전문가의 강의를 듣고 조언을 받아야 한다. 주위의 사랑하는 사람들에게 이러한 책을 홍보하고 건강 지식의 중요성을 알려줘야 한다.

건강식품 사주고 보약 사주는 것보다 훨씬 큰 선물이 될 것이다. 더욱이 고기, 빵, 과자, 케이크 등을 사주는 것보다는 훨씬 더 훌륭한 선물이 될 것이다. 가정은 말할 것 없고, 기업이나 회사 관공서 등에서도 몇 만 원, 몇 십만 원 들여 선물하느니 훌륭한 한 권의 건강 책이 더 값어치 있으며 그것이 회사원과 직원들 및 노동자와 그들의 가족의 건강을 증진해서 더 좋은 생산능력, 성과를 가져다 줄 것이라 믿어 의심하지 않는다.

이 점이 현명한 CEO들과 경영주들이 건강 책을 선물하는 이유다. 비싼 돈을 들여야 잘했다 하는 그런 개념부터 고쳐야 한다. 건강이 모든 활동의 능률은 물론, 성공과 인생 최종 목표인 행복을 가져다준다. 현재 건강에 자신이 있는 분이라도 미래의 건강도 생각해야 한다. 60~80세까지 계속 건강하란 법은 없다.

모든 병에는 반드시 원인이 있다. 그리고 원인을 알아야 해결방법도 있다. 건강에 관한 지식은 소수 사람들의 독점물이 아니라 누구나 배우고 익혀야 하는 필수적인 것이어야 한다. 과거 중세 유럽을 종교 암흑시대라고 부른다.

왜 그렇게 되었는가? 소수의 종교지도자들이 자신의 기득권과 이익 각종 권리를 독점하기 위해, 그리고 자신이 가르치는 수많은 거짓 교리의 잘못을 감추기 위해 성서를 못 보고 못 읽게 하고, 배부하거나 번역하거나 가르치지 못하게 했다. 그것을 어기면 구속은 기본이고 태형, 화형, 교수형, 십자가형 등 온갖 가혹한 형벌을 가했다. 그러고는 영혼의 구원이라는 대의명분으로 종교재판과 면죄부 판매, 급기야는 십자군전쟁 같은 수많은 전쟁까지 치르게 되었음은 역사가 증명한다.

그 외에도 종교나 정치 기타의 거대 세력들이 자신들의 거짓과 잘 못을 은폐키 위해 온갖 거짓말과 갖은 회유와 협박 등으로 국민들을 속였음은 인류 역사가 보여주는 공공연한 사실이다. 그처럼 오늘날 도 수많은 나라에서 그와 비슷한 일들이 일어나고 있다. 그러한 것 중에는 종교, 정치뿐 아니라 상업조직 그리고 상업과 연관된 의료조 직도 있다.

물론 개인적으로는 많은 의료인이 순수하고 진실한 동기로 노력하 고 헌신하는 경우도 허다하다. 문제는 제도 자체가 상업이권과 직결 되어 있다는 것이다. 간단히 제약회사나 큰 병원 하나라도 제대로 운 영하려면 막대한 자금이 들어간다. 나아가 관련된 사람들이 먹고 살 아야 할 뿐 아니라 돈을 벌어야 한다.

어느 의사분이 말한 것처럼 의료도 비즈니스다. 이 점이 의료조직 을 병들게 하는 가장 큰 이유다. 그러니 올바른 의료지식을 너도나도 다 알아버리면 의료조직에 속한 사람들이 설 땅이 없다. 이처럼 거대 한 이권이 지식을 막고 올바른 지식이 없으니 환자가 양산되는 악순 환이 이어지는 것이다.

의료조직의 상업화에 관해서는 여기서 일일이 나열하지 않겠지만 사흘이 멀다 하고 수시로 보도되는 제약회사나 병원, 한의원 등과 관 련된 보험 사기들만 봐도 알 수 있지 않은가? 서점이나 인터넷을 검 색해서 의료조직의 상업화와 비리를 고발하는 책을 찾자면 수없이 많을 것이다.

예를 들면《항암제로 살해당하다》(의사 후나세 순스케),《의사에게 살해당하지 않는 47가지 방법》(의사 곤도 마코토),《건강기사 제대로 읽는 법》,《의사와 약에 속지 않는 법》(미요시 모토하루) 등 하나같이 전문지식과 사실을 토대로 한 좋은 책들이 즐비하다. 그러나 이러한 조직들에 연관된 엄청난 이권에 대해 100퍼센트 밝히기도 어렵거니와 밝힌다고 해도 별로 달라질 것도 없다.

여기에는 거대 제약회사, 의료기기 생산회사, 보험회사, 대형병원과 수많은 병원, 관련 기업인, 의사, 간호사, 의과대학, 교수, 연구가, 물리치료사, 약사, 제약공장의 직원과 근로자, 심지어 관련 정부기관과 공무원 그 가족들로 이루어진 조직과 개인이 연관되어 있다.

그것이 참과 거짓, 탐욕과 순수 이권과 생계유지 같은, 같기도 하고 다르기도 한듯 한 양상으로 거대한 물결처럼 흘러가기 때문에 한 인간이나 어느 작은 집단의 힘으로 근본적으로 바꾼다는 것은 불가능인 것 같다.

지금의 의료 상황이 이렇게 잘못된 것은 크게 두 가지 원인이 있다. 하나는 증상을 병으로 보는 데서 시작된 치료방법의 시발이 잘못된 것이고, 두 번째는 의학과 의료제도 자체가 거대한 상업적인 이권이라는 기초위에 형성되어 있기 때문이다.

그러나 전혀 방법이 없는 것은 아니다. 우리 각자 개인적으로는 그곳에서 벗어날 수 있다. 어떻게? 바로 올바른 지식, 정확한 건강 지식으로만이 가능하다.

　모든 어둠을 몰아내는 데는 한 줄기 빛이면 충분하다. 그 어둠을 물리치는 한 줄기 빛은 자연치유력이다.

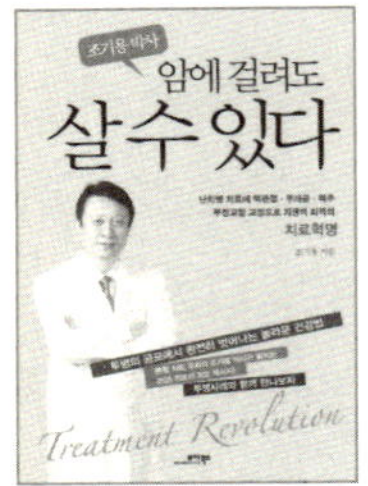

암에 걸려도 살 수 있다

'난치성 질환에 치료혁명의 기적' 통합치료의 선두 주자인 조기용 박사는 지금껏 2만 여명의 암환자들을 통해 암의 완치라는 기적 아닌 기적을 경험한 바 있으며, 통합요법을 통해 몸 구조와 생활습관을 동시에 바로잡는 장기적인 자연면역재생요법으로 의학계에 새바람을 몰고 있다.

조기용 지음 | 255쪽 | 값 15,000원

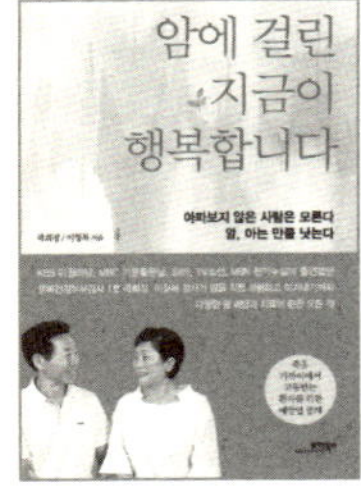

암에 걸린 지금이 행복합니다

대한민국 국민들의 3명중 1명이 걸린다는 현대인의 무서운 질병 '암' 이야기를 통해 많은 암 환자들에게 '살 수 있다'는 희망의 메시지를 전하고 진단 과정부터 치료 과정까지 '하지 말아야 할 것'과 '반드시 해야 할 것'을 전달함으로써 암 치료를 위한 똑똑하고 현명한 대처 방안을 제시한다.

곽희정 · 이형복 지음 | 246쪽 | 값 15,000원

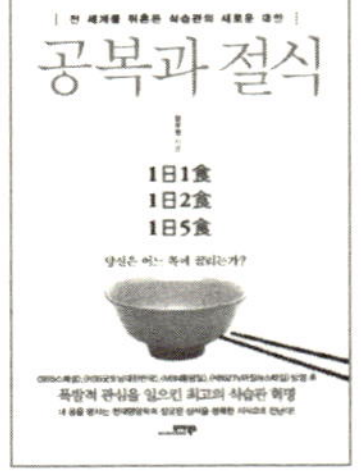

공복과 절식

최근 식이요법과 비만에 대한 잘못된 지식이 다양한 위험을 불러오고 있다. 이 책은 최근 유행의 바람을 몰고 온 1일 1식과 1일 2식, 1일 5식을 상세히 살펴보는 동시에 식사요법을 하기 전에 반드시 알아야 할 위험성과 원칙들을 소개하고 있다.

양우원 지음 | 274쪽 | 값 14,000원

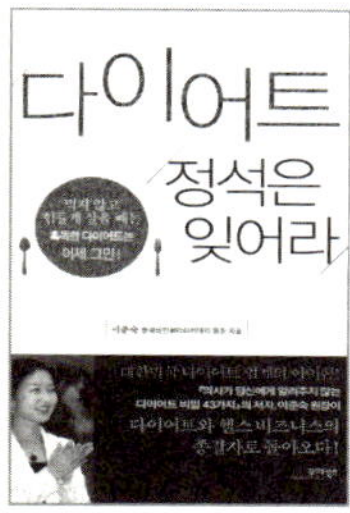

먹지 않고 힘들게 살을 빼는
혹독한 다이어트는 이제 그만!
다이어트 정석은 잊어라

살을 빼기 위해서 적게 먹는 혹독한 다이어트로 인해 발생하는 문제점과 지금까지 다이어트가 실패할 수밖에 없었던 원인을 밝힌다. 이 책은 해독 요법만큼 원천적이고 훌륭한 다이어트는 없다는 점을 강조하는 동시에, 균형 잡힌 식습관을 위해서는 일상 속에서 무엇을 알아야 하는지를 상세하게 설명하고 있다.

이준숙 지음 | 152쪽 | 값 7,500원

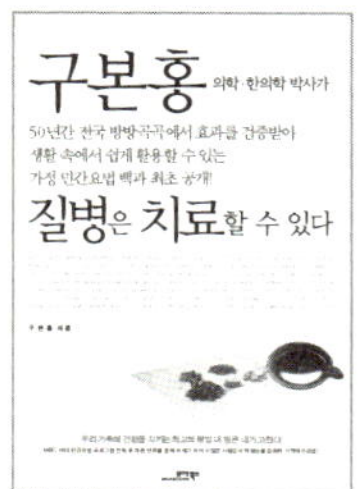

우리 가족의 건강을 지키는
최고의 방법 내 병은 내가 고친다!
질병은 치료할 수 있다

50년간 전국 방방곡곡에서 자료 수집 후 효과를 검증받아 쉽게 활용할 수 있는 가정 민간요법 백과서이며 KBS, MBC 민간요법 프로그램 진행 후 각종 언론을 통해 화제가 되기도 하였다.

구본홍 지음 | 240쪽 | 값 12,000원

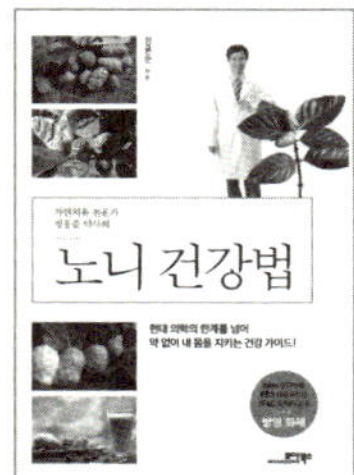

자연치유 전문가 정용준 약사의
노니건강법

노니에 대한 성분과 기능에 대해 설명하고 있다. 또한 국내에서 노니가 적용될 수 있는 다양한 질병 등을 소개하고 실생활에서 노니를 활용한 건강법을 안내한다.

정용준 지음 | 156쪽 | 값 12,000원

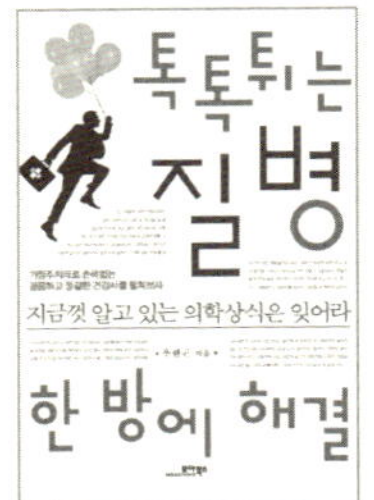

톡톡튀는 질병 한 방에 해결

인체를 망가뜨리는 환경호르몬, 형광물질로 얼룩진 화장지, 방부제의 위협을 모르는 채 매일 먹고 있는 빵, 배불리 먹는 만큼 활성산소의 두려움에 떨어야만 하는 우리 몸의 그늘진 상처를 과감히 파헤치고 있다.

우한곤 지음 | 278쪽 | 값 14,000원

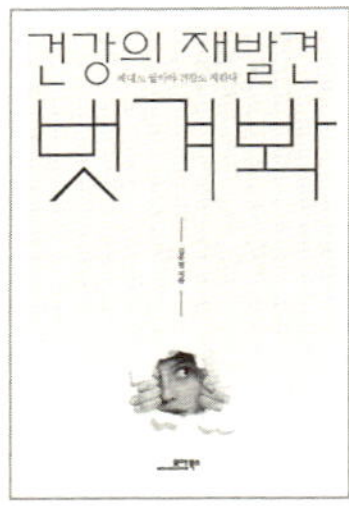

건강의 재발견 벗겨봐

지금까지 믿고 있던 건강 지식이 모두 거짓이라면 당신은 어떻게 하겠는가? 이 책은 건강을 위협하는 대중적인 의학적 맹신의 실체와 함께 잘못된 건강 정보에 대해 사실을 밝히고 있다.

김용범 지음 | 275쪽 | 값 13,000원

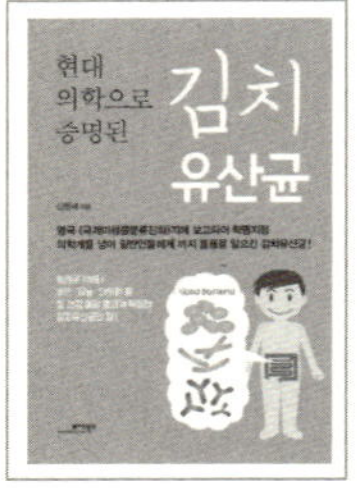

현대의학으로 증명된
김치유산균

미국 건강잡지〈헬스 매거진〉에서 세계5대 건강식품으로 소개된 김치!
한때 김치는 냄새와 맛 등으로 외국인들에게 거부감을 주는 음식이지만 김치유산균에 들어있는 유산균이 다른 발효음식을 능가하는 풍부하고도 다양한 효능으로 조명 받고 있다.

신현재 지음 | 120쪽 | 값 7,500원

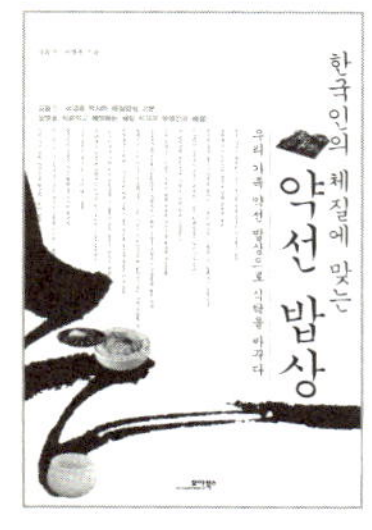

진정한 건강 식단은
'개인별 맞춤식 식단' 에서 시작된다

한국인의 체질에 맞는 약선밥상

한국 전통 약선의 기본적인 주요 개괄을 설명하는 동시에 이를 실생활에 응용할 수 있도록 했다. 우리가 현재 먹고 있는 밥상이 얼마나 건강한 것인지, 나와 내 가족에게 얼마나 적합한 것인지 고민하는 모든 분들께 이 책이 작고 큰 도움을 제공할 것이다

김윤선 · 이영종 지음 | 216쪽 | 값 11,000원

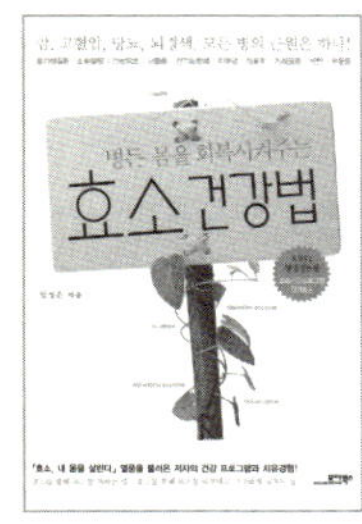

효소 건강법

당신의 병이 낫지 않는 진짜 이유는 무엇일까?
병원, 의사에게 벗어나 내 몸을 살리는 효소 건강법에 주목하라! 효소는 우리 몸의 건강을 위해 반드시 필요한 생명 물질이다. 이 책은 효소를 낭비하는 현대인의 생활습관과 식습관을 짚어보고 이를 교정함으로써 하늘이 내린 수명, 즉 천수를 건강하게 누리는 새로운 방법을 제시하고 있다.

임성은 지음 | 264쪽 | 값 12,000원

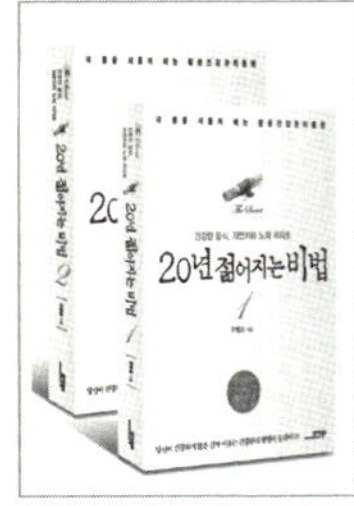

20년 젊어지는 비법 1, 2

한국인들의 사망률 1,2위를 차지하는 암과 심장질환은 물론 비만, 제2형 당뇨, 대사증후군, 과민성대장증상 등 각종 질병에 대한 치료정보를 제공, 스스로가 자신의 질병을 치유하고 노화를 저지하여 무병장수하도록 평생건강관리법의 활용방법을 제시하고 있다.

우병호 지음 | 1권:380쪽, 2권:392쪽 | 값 각권 15,000원

내 몸이 아픈 이유는 무엇일까

초판 1쇄 인쇄   2018년 04월 02일
1쇄 발행   2018년 04월 12일

지은이   임청우
발행인   이용길
발행처   모아북스
          MOABOOKS

관리   양성인
디자인   이룸

출판등록번호   제 10-1857호
등록일자   1999. 11. 15
등록된 곳   경기도 고양시 일산동구 호수로(백석동) 358-25 동문타워 2차 519호
대표 전화   0505-627-9784
팩스   031-902-5236
홈페이지   www.moabooks.com
이메일   moabooks@hanmail.net
ISBN   979-11-5849-066-9   13510

모아북스 는 독자 여러분의 다양한 원고를 기다리고 있습니다.
(보내실 곳 : moabooks@hanmail.net)